Ditte Clemens

Wenn's hilft

Menschen, die auf besondere Weise heilen

Impressum

1. Auflage 2024
www.edition-lesezeichen.de

Layout & Satz: Herausgeber
Cover & Fotos: Monika Hildebrandt

Herausgeber
Prof. Dr. Hans-Dieter Sill | Dr. Ditte Clemens
John-Brinckman-Str. 11
18273 Güstrow

Herstellung
STEFFEN MEDIA GmbH
Mühlenstraße 72
17098 Friedland
Telefon 039601 274-0
info@steffen-media.de

ISBN 978-3-948995-26-3

Die Deutsche Nationalbibliothek verzeichnet
diese Publikation in der Deutschen Nationalbibliografie;
detaillierte bibliografische Daten sind im Internet
über http://dnb.d-nb.de abrufbar.

Inhalt

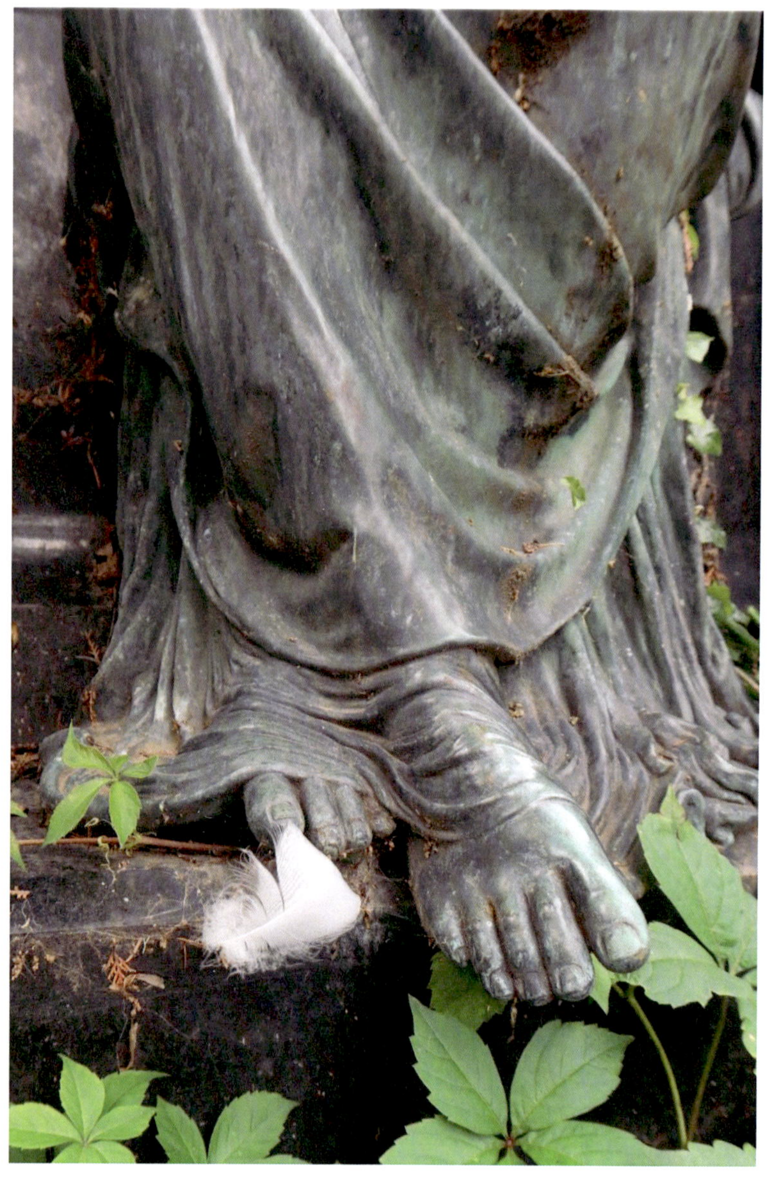

Es gibt mehr Dinge zwischen Himmel und
Erde, als wir mit unserem
Verstand erkennen können.
Laotse

Ditte Clemens – Begegnung mit der geheimnisvollen Frau

Ich war 14 Jahre alt und lebte im Niemandsland, denn ich war kein Kind mehr und noch nicht erwachsen. Meine Gefühle fuhren Achterbahn. Im stetigen Wechsel fühlte ich mich himmelhochjauchzend oder zu Tode betrübt. Die Kleiderärmel und Röcke wurden kürzer, die Arme und Beine immer länger. Zu meinem Erschrecken war auch etwas an meinem Daumen gewachsen. Ausgerechnet am Daumen der rechten Hand, die sich schlecht verstecken ließ.

Ich fand mich damals hässlich. Aber die Warze machte mich potthässlich. In der Schule wurde sie schnell entdeckt.

„Igitt, wie ekelhaft“, rief meine Banknachbarin.

„Das ist nichts Schlimmes, aber ansteckend“, sagte meine Mutter.

Zu gern hätte ich dem widerlichsten Jungen aus der Klasse meine Hand gereicht. Aber Händeschütteln war in der Schule nicht üblich. Zu Hause fühlte ich mich durch die Warze gebrandmarkt. Im Bad gab es nun einen zusätzlichen Haken mit einem Händehandtuch nur für mich. Auf meinem Nachttisch lag ein Fläschchen. Auf dem Etikett stand „Warz ab“. Die Worte hielten nicht, was sie versprachen. Nach monatelangem Tröpfeln hatte sich die Warze nicht davon gemacht, sondern verwandelt. Aus dem fleischfarbenen Knubbel war eine kotzgrüne Erbse geworden.

„Du musst Geduld haben“, sagte meine Mutter.

Jeder Satz, der mit „du musst“ begann, machte mich fix und fertig.

Zu Tode betrübt fuhr ich in den Ferien zu meiner Großmutter. Als ich ihr verschämt meinen Daumen vorzeigte, nahm sie mich in die Arme und sagte: „Ich kenne eine Frau, die kann so etwas wegmachen.“ Was passieren würde, wurde mir nicht gesagt, sondern nur, dass ich fest daran glauben sollte.

Es war schon später Abend, als meine Großmutter mit mir zu einem Haus am Ende des Dorfes ging. Sie ließ mich allein mit einer uralten Frau, die mich in ihren Garten führte. Wir saßen auf einer Bank, die von Gestrüpp umrahmt war. Ich starrte zum Himmel. Der Mond sah mich mit weit aufgerissenen Augen an. Die Frau berührte meine schweißnasse Hand. Ich hörte, dass sie etwas murmelte, aber verstand die Worte nicht. Noch immer blickte ich nach oben. Dann spürte ich, dass etwas über die Warze strich. War das ihr knochiger Finger oder etwas anderes? Mein Körper war angefüllt von einem unheimlichen Gefühl.

Einen Tag vor dem Ende der Sommerferien hatte ich einen makellosen Daumen. Ich konnte es kaum fassen. Meine Großmutter nahm mich in die Arme und sagte: „Es gibt Dinge zwischen Himmel und Erde, die man nicht erklären kann. Aber wenn es hilft, dann ist doch alles gut.“

Später schlich ich immer wieder zu dem Haus am Ende des Dorfes. Nie traute ich mich, durch die Gartenpforte zu gehen. Irgendwann war das winzige Haus so zugewachsen wie ein Dornröschenschloss. Die geheimnisvolle Frau war gestorben.

Meine Neugier auf Menschen, die auf außergewöhnliche Weise heilen können, blieb. Es vergingen jedoch viele Jahre, bis ich mich auf die Suche nach ihnen machte. Ich war erstaunt, dass ich mich nicht auf eine weite Reise machen musste, sondern diese Menschen in meinem Umfeld fand.

Erstmalig erfuhr ich mehr über das Besprechen und Handauflegen. Ich lernte Hypnotherapie kennen und ließ mich selbst in Trance versetzen. Von der sanften Aufstellung, angelehnt an die Familienaufstellung, berichtete mir eine Therapeutin. Sie gestattete, dass mir eine ihrer Klientinnen von ihrer Erfahrung mit dieser Methode berichtet. Eine Osteopathin erzählte mir von ihrer Arbeit. Nachdem ich durch Zufall die positive Wirkung einer Fußreflexzonenmassage bei mir erlebt hatte, nahm ich auch diese Behandlungsform mit auf. Ayurveda brachte mir eine Frau näher, die sich intensiv mit dieser jahrtausendealten Heilkunst beschäftigt. In ihrer Praxis erlebte ich erstmals eine Ayurveda- Ganzkörpermassage. Eine Ärztin erzählte mir von ihren Erfahrungen mit der alternativen Therapiemethode Kinesiologie.

Viele der beschriebenen Behandlungsmethoden waren mir vorher unbekannt, oder ich hatte nur oberflächliche Kenntnisse darüber. Mein Ziel war es, verständlich darüber zu berichten. Wichtig war mir auch, über die Lebenswege derjenigen zu schreiben, die diese Behandlungen praktizieren. Sie haben über einen langen Zeitraum vielen Menschen geholfen. Ihre Arbeit wird anerkannt und geschätzt. Mit großer Offenheit erzählten sie mir aus ihrem Leben und von ihrer Arbeit. Ich hörte faszinierende Geschichten, die ich mit meinen Lesern teilen möchte.

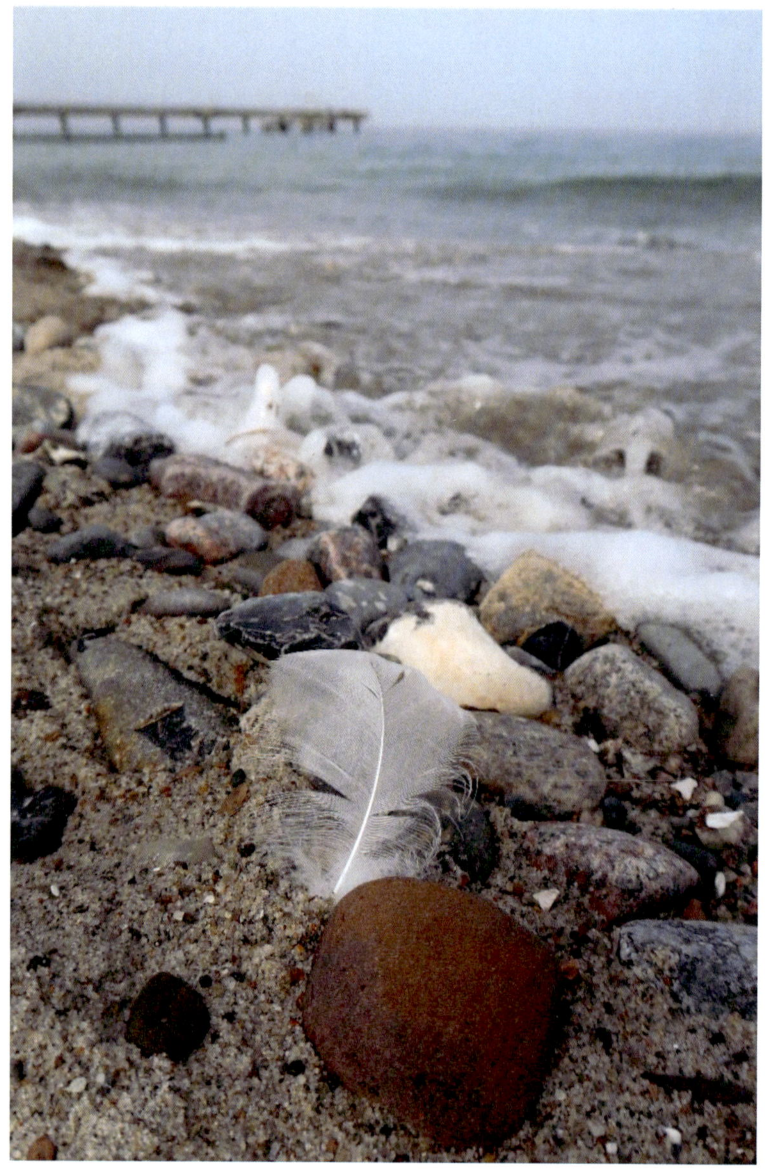

Ein Wunder ist ein Ereignis,
das Glauben schafft.
Georg Bernhard Show

Reinhard Linda – Besprechen

Nah bei Raffaels Engeln

Ich hoffe, dass der Mann, den ich besuche, nicht parterre wohnt, denn den schönsten Blick aus dem Fenster hat man hier erst weiter oben. Das weiß ich, denn ich habe als junge Frau in dem gleichen Neubaublock gewohnt. Zu dieser Zeit hörte ich von Bekannten, dass es in unserer Stadt jemanden gibt, der bespricht und sogar Gürtelrosen wegbekommen soll. Dass dieser Jemand ein paar Aufgänge weiter von mir wohnte, wusste ich nicht.

Als ich Jahre später auf der Suche nach Menschen war, die mit ihrer besonderen Gabe andere heilen können, rief ich diesen Mann an und bat um ein Gespräch. Welch ein Glück - Reinhard Linda wohnt im 3. Stock. Wir sitzen in seinem Arbeitszimmer. Die Balkontür ist weit geöffnet, denn der Sommer ist mit Karacho zurückgekehrt. Ich genieße den Blick ins weite, hügelige Land und bin Raffaels Engeln ganz nah. An der Wand hängen Bilder mit diesen Himmelsboten.

1981 zog Reinhard Linda mit seiner Frau und den Kindern in diesen Neubaublock. Erstbezieher waren sie und glücklich. Die Küche war keine Schlauchküche, die Badzelle zwar ohne Fenster, aber mit Wanne. Kein weiterer Neubaublock vor der Nase, sondern eine Kleingartenanlage. Die Schönheit der einzelnen Jahreszeiten bekommt Reinhard Linda hier hautnah seit über vierzig Jahren mit. Die drei Kinder sind längst erwachsen und ausgezogen. Von seiner Frau ist Reinhard Linda seit 26 Jahren geschieden.

Auf die Frage, wie sein Leben als Besprecher begann, erzählt er mir, dass er als Neunjähriger eine Flechte an seinem Arm bekam. Sie schmerzte und juckte. Er sprach seinen Onkel an, der besprechen konnte. Der Onkel sagte zu seiner Verwunderung: „Ich behandele dich nicht. Du kannst das selbst."

Tatsächlich war das so. Nachdem Reinhard Linda die Hand auf die Flechte gelegt hatte, verschwand sie nach kurzer Zeit. Jahre später, Reinhard Linda war bereits 30 Jahre, quälte ihn eine chronische Bronchitis. Eine Bekannte nannte ihm den Namen und die Adresse einer Frau. Sie behandelte ihn und bot ihm an, ihre Gabe an ihn zu übergeben. „Es ist an der Zeit", sagte sie, „dass ich übergebe, aber von mir kann nur ein Mann das übernehmen, der auch diese Gabe hat." Reinhard Linda überlegte nicht lange und stimmte zu. Die alte Frau weihte ihn ein und übergab ihm die geheime Formel zum Besprechen.

Wenige Zeit nach der Begegnung ging es ihm sehr schlecht. Er hatte Halluzinationen, stand bei eisiger Kälte auf dem Balkon, hatte Selbstmordgedanken und sprang dann doch nicht. Aber die dunkelrote Tapete mit den Ornamenten im Wohnzimmer entfernte er. Die Gestalten, die er dort plötzlich gesehen hatte, mussten verschwinden. Mit der alten Frau konnte er über seine plötzlichen psychischen Probleme nicht reden. Sie war kurz nach der Übergabe im hohen Alter gestorben. Reinhard Linda quälte sich mehrere Wochen. Dann ging es ihm von einem Tag auf den anderen wieder richtig gut.

„Vielleicht musste ich da durch. Ich weiß es nicht", sagt er.

In seiner Familie sprach sich schnell herum, dass er besprechen konnte. Es wurde von allen akzeptiert und von vielen in Anspruch genommen. Immer mehr fremde Menschen kamen in die Wohnung, um Heilung zu erfahren. Doch die ständigen Besuche waren auch eine Belastung für die Familie.

Bis jetzt suchen ihn viele Menschen auf. Sie kommen nicht nur aus Güstrow, sondern aus ganz Deutschland und dem Ausland. Aufgeregt sind alle, die das erste Mal kommen - vor allen Dingen junge Leute. Aber das legt sich schnell, denn sie begegnen einem Mann, der Basecap und Poloshirt trägt. Ein cooler Typ. Einige der alten Bilder in seinem Arbeitszimmer werden sie gewiss nicht cool finden. Doch die sich himmlisch lümmelnden Engel von Raffael werden ihnen bekannt vorkommen. Herausgelöst aus dem Gemälde „Die sixtinische Madonna“ haben die Zwei längst eine eigene Karriere rund um den Globus gemacht. Jeder Besucher in Lindas Arbeitszimmer hat Raffaels Engel im Blick, wenn er auf dem schweren, alten Holzstuhl Platz nimmt. Aber vielleicht nehmen die Besucher das Umfeld im Einzelnen gar nicht richtig wahr, sondern nur den Mann, der vor ihnen sitzt. Die beruhigende Wirkung, die von Raffaels Engeln ausgeht, strahlt auch er aus. „In den letzten vier Jahrzehnten haben auf diesem alten Stuhl siebzig- bis achtzigtausend Menschen gesessen“, versichert mir Reinhard Linda.

Das, was er bei der Besprechung murmelt, wird niemals jemand verstehen. Es sind immer die gleichen Worte, und sie sind geheim. Die Kerzen im Arbeitszimmer leuchten auch, wenn kein Patient da ist.

„Reini, mach dir jeden Tag eine Kerze an“, hat ihm seine Mutter einmal gesagt. Sie war eine Frau mit einem gütigen Lächeln, was ich auf dem Foto an der Wand sehe. Mit seiner Gabe konnte Reinhard Linda seiner Mutter nicht helfen, als sie Krebs bekam.

Diese Krankheit kann er nicht besprechen. Aber er kann Menschen helfen, die eine Gürtelrose, Flechten, Warzen jeglicher Art, offene Beine, offene Wunden, psychologische Störungen haben. Auch Tiere behandelt er inzwischen und beseitigt energetische Störungen im Wohnumfeld von Menschen.

Bevor er seine Patienten behandelt, will er wissen, was Schulmediziner im Vorfeld gemacht haben und ob eine Diagnose gestellt wurde.

„Von 100 Patienten kann ich 70 helfen“, sagt er, „und ein fester Bestandteil ist, dass jeder dreimal behandelt werden muss.“

Sich selbst bespricht Reinhard Linda ebenfalls. Gerade in den Anfangsjahren trug er Krankheiten anderer kurzfristig selbst aus.

Viele Ärzte verweisen auf Reinhard Linda, wenn ihre Patienten mit einer Gürtelrose nicht auf die schulmedizinische Behandlung ansprechen und sich nach der Möglichkeit einer Besprechung erkundigen. Dass damit enorm viel Geld gespart werden könnte, versuchte er Krankenkassen in einem Schreiben deutlich zu machen. Eine Antwort erhielt er nie.

Zu DDR-Zeiten baten ihn Angehörige von Patienten zum Besprechen ins Krankenhaus. Vielen konnte er helfen. Doch dann erteilte ihm der damalige Verwaltungschef Hausverbot. Das verärgerte ihn, aber mehr noch verärgert ihn, dass es zunehmend Menschen gibt, die sich anmaßen, heilen zu können und damit unverschämt viel Geld verdienen. Für ihn ist das Besprechen nicht erlernbar. Er behandelt alle Menschen, die zu ihm kommen, egal ob sie arm oder reich sind.

„Und es gibt leider“, sagte er „in dieser Gesellschaft immer mehr Arme.“

Früher hat er sogar seine Mitarbeiter behandelt. Von 1975 bis 1989 war er Betriebsleiter der Mitropa-Gaststätten in Güstrow und Bützow. Die Preise für das Essen waren, wie in allen Gaststätten in der DDR, erschreckend niedrig. Reinhard Linda hat sie noch im Kopf. Bauernfrühstück 2,40 Mark, Soljanka 1,10 Mark, Brause 20 Pfennig und Bier 51 Pfennig. Am 1. Mai, dem Kampftag der Arbeiterklasse, gab es in der Mitropa sogar tschechisches Budweiser Bier. Hochmotiviert waren seine Mitarbeiter im Katastrophenwinter 1978, als kein Zug mehr fuhr und unendlich viele Reisende, die nicht weiterkamen, mit warmen Getränken und Decken versorgt werden mussten. Einmal waren alle aus der Güstrower Mitropa plötzlich und ohne Begründung im Zwangsurlaub. Das war am 13. Dezember 1981. Der Bundeskanzler Helmut Schmidt war zu Besuch in der Kleinstadt. Kurz bevor ihm Erich Honecker einen Hustenbonbon auf dem Bahnsteig durch das Zugfenster reichte, hatte Helmut Schmidt noch eine Suppe in der Mitropa gegessen. Die Gaststätte war erstmals mit Teppichen ausgelegt, und die Bedienung hatte die Staatssicherheit gestellt.

Der Krankenstand seiner Belegschaft in der Mitropa war durch Reinhard Linda außergewöhnlich niedrig. Etliche Kollegen, die im Zimmer des Chefs saßen, mussten nach dem Besprechen tatsächlich nicht mehr zum Arzt.

Nach der Wende arbeitete Reinhard Linda als leitender Mitarbeiter in verschiedenen Firmen. Jetzt ist er 71 Jahre alt. In den letzten vier Jahrzehnten hat er kaum Urlaub gemacht. Es gibt zu viele Menschen, die seine Hilfe brauchen.

Ich möchte wissen, was ihn glücklich macht. „Das weiß ich nicht“, antwortet er. In seinen Kindheitstagen waren es Lehmkacker, Glasener und Eisener – so bezeichnet er die Murmeln, die ihm seine Großmutter schenkte. Ich erzähle ihm, dass meine Großmutter mich mit 14 Jahren zum Püstern mitnahm und ich danach hörte: „Es gibt Dinge zwischen Himmel und Erde, die man nicht erklären kann.“

„So ist es wohl“, meint Reinhard Linda. Seit 40 Jahren geht er immer Ende Dezember in die Kirche und bittet Gott, ihm bei seinem Heilen zu helfen. Irgendwann will auch er seine Gabe übergeben, damit er ohne Last und in Frieden sterben kann. Bis dahin werden noch viele Hilfesuchende zu ihm kommen, auf dem alten Holzstuhl sitzen und Raffaels Engel werden mit kindlichem Blick auf sie schauen.

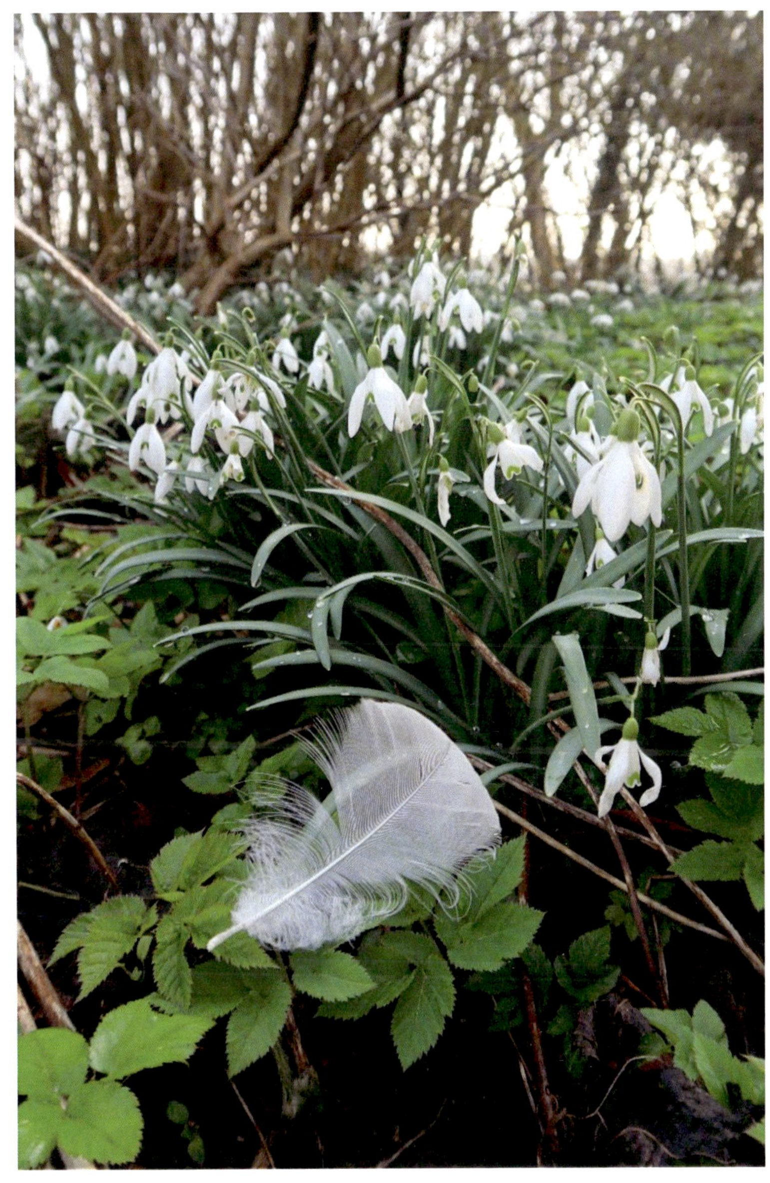

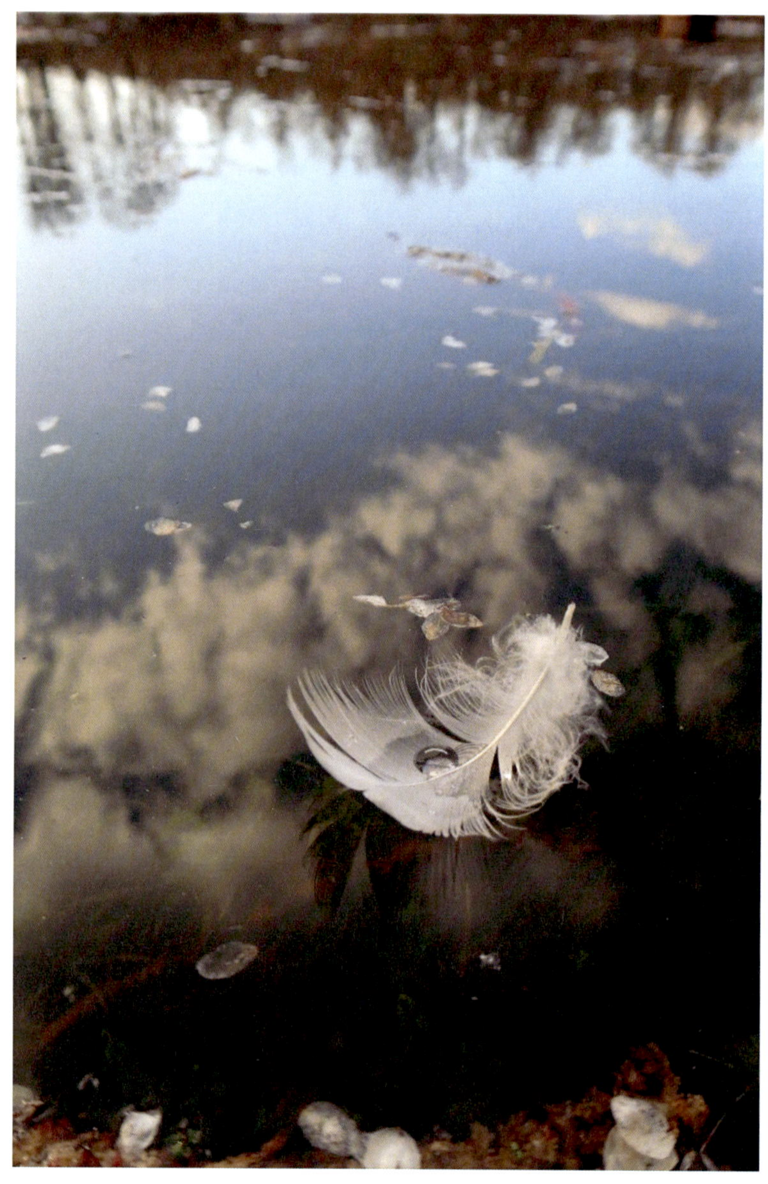

Veränderungen führen häufiger zu Einsichten,
als Einsichten zu Veränderungen.
Milton H. Erickson

Ute Kasperowski – Hypnotherapie

Vertraue deinem Unbewussten

Es war eine fantastische Hypnose. Stattgefunden hat sie Mitte der 80er Jahre in der DDR. Der Hypnotiseur hieß Michael, war 24 Jahre alt und aus politischen Gründen vom Psychologiestudium an der Rostocker Uni ausgeschlossen worden. Im heruntergekommenen Haus seiner verstorbenen Großmutter in einem kleinen Dorf nahe der polnischen Grenze hypnotisierte er Menschen und verhalf ihnen zu einer Reisefreiheit in Gedanken. Ich erlebte, wie er Anika, einer jungen Frau aus Ostberlin, die für Frankreich schwärmte, einen Herzenswunsch erfüllte. Durch die Hypnose kam sie endlich in das Reich ihrer Träume. Schon im Flugzeug begegnete sie Alain Delon und in Paris küssten sich die zwei.

Eine wunderbare Geschichte, aber eine ausgedachte. Gelesen habe ich sie im Roman „Der Hypnotiseur oder nie so glücklich wie im Reich der Gedanken“ von Jakob Hein.

Die literarische Idee hat mich begeistert und gleichzeitig mein Interesse an Hypnose entflammt.

Bei Wikipedia las ich, dass Hypnose ein Zustand künstlich erzeugten partiellen Schlafs in Verbindung mit einem veränderten Bewusstseinszustand ist. Wenn man von Hypnose spricht, meint man sowohl das Verfahren, das eine hypnotische Trance herbeiführt, als auch den Zustand dieser Bewusstseinsveränderung. Weil ich über diese spannenden Vorgänge mehr erfahren wollte, begab ich mich auf die Suche nach jemandem, der sich nicht nur mit Hypnose auskennt, sondern sie auch praktiziert.

Dafür musste ich nicht weit reisen, sondern fand vor meiner Haustür eine Frau, die seit 15 Jahren eine Praxis für Hypnotherapie, Körpertherapie und Coaching, die den Namen „wendePUNKT" führt. Sie heißt Ute Kasperowski. Ihr Lächeln auf dem Foto ihrer Webseite hatte für mich die Strahlkraft eines Sonnenaufgangs. Ich war gespannt auf unser Treffen und erfuhr, dass sie auf über 30 Jahre Erfahrung als Heilpraktikerin, Körpertherapeutin, Coach und Referentin zurückblickt.

Schwerpunkt unseres Gesprächs war die Hypnotherapie. Eine Therapieform, in der Trance und Suggestion therapeutisch genutzt werden. Wie war der Weg von Ute Kasperowski? Geboren wurde sie 1964 in Bützow, einer kleinen Stadt in Mecklenburg. Nach ihrer Schulzeit absolvierte sie ein Pädagogikstudium in Dresden für Kunst und Sprachen, und kam damit ihren Talenten und Neigungen nach. Obgleich sie während des Studiums zwei Kinder zur Welt brachte, meisterte sie diese Zeit. Studentin und Mutter zu sein war nicht einfach, aber in der DDR nichts Besonderes. Es gab Unterstützung in vielfältiger Form beim Studium, durch die Familie und Freunde.

Nach dem Abschluss des Studiums 1988 arbeitete sie als Gymnasiallehrerin in Potsdam. Besonders im Fach Kunst hatte sie Freude daran, Talente zu entdecken und zu fördern. Das Schönste war zu erleben, wenn sich junge Menschen begeistern ließen, über sich selbst hinauswuchsen und dies künstlerisch ausdrückten.

10 Jahre später ergaben sich sowohl berufliche als auch persönliche Veränderungen für Ute Kasperowski. Sie entschied sich für einen familiären Neustart mit einem neuen Lebenspartner und zog zurück in die mecklenburgische Heimat.

Hier lebte sie in einem ehemaligen Pfarrhaus in einer integrativen Hofgemeinschaft in einem kleinen Dorf. Heute bezeichnet Ute Kasperowski dies als einen Wendepunkt in ihrem Leben bzw. als den Beginn einer kompletten Umorientierung. Das Leben inmitten der Natur in einer Gemeinschaft, in der Menschen mit und ohne Handicap ihren Alltag und ihre Freizeit gemeinsam verbrachten, prägte Ute Kasperowski auf besondere Art und Weise.

Sie lernte dort auch Alternativmediziner und ihre Heilmethoden kennen, die an diesem Ort Kurse gaben. Ihr Wunsch, Menschen persönlich auf individuelle Weise auf ihrem Heilungsweg zu unterstützen, wurde immer größer.

Ein wichtiger Impuls dabei war ein Hörbuch vom Hypnotherapeuten Gunther Schmidt (damals noch auf Kassette), welches sie mit Begeisterung aufsaugte. „Das will ich lernen", sagte sie sich.

Ute Kasperowski entschloss sich, Heilpraktikerin zu werden. Die Ausbildung von 2000 bis 2003 sowie die Prüfungen waren anspruchsvoll und mussten selbst finanziert werden. Hinzu kam, dass sie in jener Zeit, 39-jährig, ihr drittes Kind bekam. Nach der Ausbildung entschied sie sich, sowohl körpertherapeutisch als auch hypnotherapeutisch zu arbeiten, um ihren Patienten ein vielfältiges Angebot an Therapiemethoden anbieten zu können. Das erforderte weitere Fachausbildungen.

Ihren Abschluss als Hypnotherapeutin erhielt sie nach drei weiteren Jahren. Es war eine Ausbildung in klinischer Hypnose nach Milton H. Erickson.

Milton H. Erickson, ein amerikanischer Psychiater, gilt als Vater der modernen Hypnosetherapie. Er war davon überzeugt, dass die Selbstheilungskräfte aktiviert werden können, wenn man sich die Weisheit des Unbewussten innerhalb der Therapie zunutze macht. Nach seiner Auffassung heilt Hypnose nicht an sich, sondern sie ist ein Mittel, das dem Menschen ermöglicht, seine unbewussten Fähigkeiten zu erkennen und sie bewusst zu nutzen.

Was ich aus Ericksons Leben erfahren habe, bestätigt seine Ansichten. Mit 17 Jahren war er nach einer Polioerkrankung vollständig gelähmt und konnte nur noch seine Augen bewegen. Durch eine Art immer wieder praktizierter Selbsthypnose gelang ihm, dass seine gelähmten Muskeln wieder funktionstüchtig wurden.

Die Lehrmethoden von Erickson und anderen Hypnotherapeuten begeistern Ute Kasperowski.

„Ich mag es, neue Erfahrungen zu sammeln, sowie den Austausch mit Kolleginnen und Kollegen auf Seminaren und Supervisionen“, sagt sie, „eine abgeschlossene Ausbildung, das wird es bei mir nie wirklich geben!“

Seit 2006 zählt die Hypnotherapie zu den wissenschaftlich anerkannten Therapieverfahren.

Mit Erstaunen höre ich, was sich alles mit diesem Verfahren behandeln lässt. Es können innere Ressourcen aktiviert werden, die von Ängsten, Panikattacken, Phobien oder der Nicotin-Sucht befreien. Ute Kasperowski konnte bereits Menschen dabei helfen, entspannt im Flugzeug oder beim Zahnarzt zu sitzen, ohne Angst auf Plätzen, im Fahrstuhl, vor Spinnen und vor Hunden zu stehen. Hypnose kann außerdem als effektive Behandlungsmethode bei Zwangs-, Ess- oder Schlafstörungen sowie traumatischen Erfahrungen und chronischen Schmerzen dienen.

Auf Ute Kasperowskis Website in der Rubrik „Feedback" drücken Menschen aller Altersgruppen ihren Dank aus. Befreit von Tinnitus oder Herzrasen, von Schlafstörungen, Reizmagen oder Prüfungsängsten hat sich deren Lebensqualität sehr positiv gewandelt. Auch freuen sich einige darüber, dass sie durch die Behandlung mehr Selbstwertgefühl oder ihr Wunschgewicht erlangt haben.

Kürzlich berichtete ihr ein Klient voller Stolz, dass er seine Fressattacken „auf magische Weise" plötzlich im Griff hätte. Er hatte zuvor während der Hypnosebehandlung einen Engel gesehen, der ihn konsequent davon abhielt, seinen Kühlschrank des nachts zu plündern. Nach dem Verlassen der Praxis entdeckte der Klient zufällig eine kleine Engelsfigur im Laden nebenan. Er kaufte sie und brachte sie an seinem Kühlschrank an, als Warnung sozusagen. „Was für eine tolle Lösung! Von diesem Zeitpunkt an fanden keine nächtlichen Fressattacken mehr statt!"

Wer in die Praxis „wendePUNKT" kommt, der strebt Ver änderungen in seinem Leben an, möchte also einen Wendepunkt herbeiführen und dabei unterstützt werden. Ute Kasperowski begegnet allen, die sich ihr anvertrauen, mit Respekt und Fachkompetenz.

Die Probleme, mit denen sich die Menschen an sie wenden, sind so unterschiedlich wie die Menschen selbst ja auch. Es gibt keine allgemeine Vorgehensweise bei ihren Behandlungen.

Nach einem Vorgespräch weiß sie mehr über die Person, die vor ihr sitzt und die sie dann mit auf dieses Wissen ausgerichteten speziellen Methoden in eine Trance versetzt. Für jeden, den sie behandelt, wählt sie geeignete Worte, Metaphern und Geschichten und eine auf den Klienten ausgerichtete Sprachmelodie.

„Trance ist ein Zustand tiefer Entspannung", sagt sie, „in der die Aufmerksamkeit auf etwas ganz Bestimmtes gerichtet ist. Aber der Weg dorthin ist bei jedem Menschen anders."

Die moderne klinische Hypnose, wie von ihr praktiziert, ist kein passiver Prozess für den, der behandelt wird. Jeder ist aktiv daran beteiligt und immer in der Lage, Ideen anzunehmen oder abzulehnen.

Wie bei vielen Menschen, die mit Alternativmethoden heilen, erfahre ich auch von Ute Kasperowski, dass sie die Kraft des Unbewussten weckt, damit Selbstheilungskräfte oder Lebensveränderungen in Gang gesetzt werden können. Es ist ihr wichtig zu betonen, dass Hypnotherapie nicht willenlos macht.

Blitzhypnosen, wie sie in Bühnenshows praktiziert werden, suggerieren das Gegenteil. Dabei werden Techniken wie plötzliche Überwältigung und Suggestionen genutzt, um schnell einen tiefen hypnotischen Zustand zu erreichen. Ute Kasperowski spricht sich entschieden gegen diese Art von Hypnose aus. Dass so etwas ethisch nicht zu vertreten ist, zeigte Thomas Mann eindringlich durch seine Novelle „Mario und der Zauberer", in der ein Zauberkünstler Zuschauer durch Hypnose bloßstellt. Sie tun Dinge, die im Widerspruch zu ihrem Willem, zu ihrem Schamgefühl und ihrer Erziehung stehen. Auch im Internet gibt es zahlreiche Videos, in denen Hypnotiseure Menschen wie Marionetten behandeln. Hypnoseshows, die unheimlich und dennoch für viele faszinierend sind. Die Hypnotiseure, die sie veranstalten, wollen einzig allein dadurch spektakuläre Erfolge erzielen.

„So manches", sagt sie, „kann falsch eingesetzt, Schaden verursachen." Lächelnd fügt sie an, dass das ähnlich wie beim Einsatz einer Bratpfanne ist. Mit der kann man leckere Spiegeleier zubereiten oder sie einem anderen auf den Kopf hauen.

Therapeuten wie Ute Kasperowski setzen Hypnose im Rahmen der Alternativmedizin zum Zwecke der Gesundheit und zur Unterstützung von Heilungsprozessen ein.

Für unser zweites Treffen bietet Ute Kasperowski mir eine Reise zu meinem Unterbewusstsein an. Ich erzähle ihr, dass ich beim Schreiben von Texten oft so konzentriert bin, dass ich nichts mehr um mich herum mitbekomme. Einbrecher könnten mein Arbeitszimmer mühelos leerräumen, wenn ich wie in Trance bin.

Aber neugierig bin ich schon darauf, ob ich therapeutisch geführt ähnlich abtauchen kann, wie bei meiner Arbeit am Schreibtisch.

„Fast jeder Mensch kann in Trance gehen", versichert mir Ute Kasperowski. Wer aufgeschlossen und offen ist, kann sich gut darauf einlassen, in körperliche und seelische Entspannung zu kommen. Eine vertrauensvolle, gemütliche Atmosphäre ist ebenfalls von Vorteil. Ich erfahre, dass man in Trance hochgradig konzentriert ist bei gleichzeitiger tiefer Entspannung. Bestimmte Areale des Gehirns sind aktiv und andere in einer Art Standby-Modus. In diesem Zustand sind wir im Fokus, oder auch „im Flow", wir sind empfänglich für Suggestionen, die unser Handeln, Denken und Fühlen beeinflussen können.

Auch wenn wir tagträumen, uns schöner Musik hingeben, ein spannendes Buch lesen, erleben wir Trancezustände.

Dass ich gewaltig schwitze, als ich in das Haus komme, in dem Ute Kasperowski ihre Praxis hat, liegt an der Hitze. Es ist früher Abend und immer noch fast 30 Grad Außentemperatur. Ein wenig aufgeregt bin ich auch, und ich bin eine Ausnahme-Klientin. Ich gehöre nicht zu den Menschen, die zu ihr kommen und ratlos sind. Ich bin nicht hier, weil ich mich von negativen Verhaltensmustern oder Gedanken befreien will. Aber kann man so eine Person, die sich auf Trance einlässt, aber auch sich selbst und die Therapeutin beobachten möchte, überhaupt in Trance versetzten?

Im Praxisraum ist es angenehm kühl. Die Wände schmücken Bilder mit warmen Farbtönen. Ute Kasperowski hat sie gemalt. Auf einem Bord liegen kleine Steine, die sie bei der Arbeit verwendet. Nichts lenkt mein Auge weiter ab, denn der Raum ist minimalistisch eingerichtet. Für mich steht ein Glas Wasser bereit, und ich darf mir aussuchen, wo ich meine Trance erleben möchte. Ich entscheide mich nicht für den Sessel, sondern für die Couch, weil es eine Entspannungsreise für mich werden soll. Zuvor hat mich Ute Kasperowski gefragt, an welch einem Ort oder in welch einer Situation ich mich gut gefühlt habe. Ich erzähle ihr von meiner glücklichen Kindheit bei meinen Großeltern auf der Insel Rügen. Begeistert stimme ich zu, als sie mir vorschlägt, eine Tonaufnahme während der Behandlung zu machen. Ein Angebot, dass sie nicht nur mir, sondern vielen Klienten unterbreitet.

Während ich bereits liege, möchte sie wissen, ob sie mich während der Behandlung berühren darf. Natürlich darf sie das. Ich vertraue ihr. Mit ruhiger und angenehmer Stimme lädt sie mich ein, mich jetzt auf meinen Körper, insbesondere auf meine Atemzüge zu fokussieren. Ich nehme es mit Wohlwollen auf, dass mein Atem ein Geschenk ist und ich mich ihm mit Dankbarkeit zuwenden kann, wie einem guten Freund oder einer guten Freundin.

Ute Kasperowski hält meine Hand. Ich höre sie sagen, dass wir nun einen Dialog führen werden, in dem ich jederzeit die Chefin sei und sie mir Angebote machen wird, die ich entweder annehmen oder ablehnen kann. Sie sagt auch, dass ich mich mit jedem Atemzug tiefer auf eine Reise begebe und dass ich die Geschwindigkeit des Geschehens bestimmen werde. Ihre Worte, dass ich losgelöst von allem sein darf, vernehme ich nicht nur, sondern ich kann es leibhaftig fühlen.

Mein Wunsch, wieder auf der Insel Rügen auf der Wiese aus meinen Kindheitstagen in die Wolken zu schauen, erfüllt sich nicht. Anstatt intensiv in die Vergangenheit zu tauchen, entscheidet sich mein Unbewusstes dafür, lieber im Hier und Jetzt zu sein.

Aber als ich wieder aufstehe, bin ich so tief entspannt und von Glück erfüllt wie damals.

Das Gefühl, dass meine Trance nicht länger als 10 Minuten dauerte, täuscht.

Ich sehe später auf der Tonaufnahme, dass es tatsächlich 37 Minuten waren.

Beim Hören der Tonaufnahme vernehme ich nochmals die ruhigen Worte der Therapeutin und stelle fest, dass die von mir gegebenen Antworten in einem viel langsameren Tempo aus meinem Mund kommen als normalerweise.

An jenem Abend nach meinem ersten geführten Tranceerlebnis fühle ich mich sehr gut. Meine Empfindungen sind intensiver, und meine quälenden Träume scheinen verreist zu sein. Vielleicht sind sie dort, wo der Pfeffer wächst.

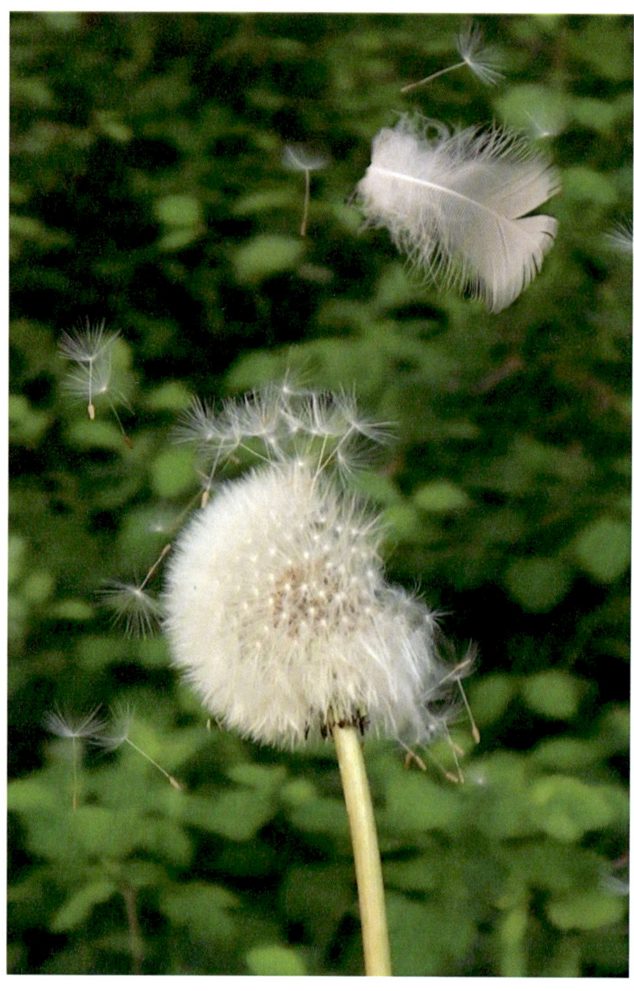

So sind wohl manche Sachen, die wir
getrost belachen, weil unsere Augen
sie nicht sehen.
Matthias Claudius

Betty Schilling – Handauflegen

Das Kind, das nichts von seiner Gabe wusste

Das Haus, in dem Betty Schilling wohnt, kann ich nicht verfehlen.

„Es ist am Ende der Dorfstraße und weiß", sagt sie mir am Telefon.

Im Flur ihres Hauses entdecke ich einen kleinen Turm aus alten Koffern. Alle hat sie weiß angestrichen. In der hellsten aller Farben ist auch ihr Wohnzimmer eingerichtet. Es wirkt dadurch noch größer als es schon ist und strahlt Ruhe und Klarheit aus.

Die 70jährige Betty Schilling hat eine jugendliche Ausstrahlung, leuchtende Augen und beherrscht das Handauflegen, die älteste Behandlungsmethode der Menschheit. Auf einer Liste im Internet, die Heiler anzeigt, steht auch der Name Betty Schilling. Sie versichert mir, dass dieser Eintrag nicht von ihr ist. Eine Heilerin will sie nicht genannt werden.

„Meine Hände sind eine Hilfe zur Selbsthilfe", sagt sie, „wenn der Dreiklang von Körper, Geist und Seele nicht mehr stimmt."

Es klingt unglaublich, aber mit sieben Jahren hat sie zum ersten Mal einem anderen Menschen die Hand aufgelegt.

1953 wurde Betty Schilling geboren, 1954 ihre Schwester und 1955 ihr Bruder. Ihre Eltern fühlten sich mit drei Kindern überfordert. Mit drei Jahren wurde Betty bei den Großeltern abgegeben. Heimweh nach den Eltern hatte sie nicht, aber sie fühlte sich von ihnen abgeschoben. Die Großmutter saß im Rollstuhl. Sie hatte Gicht und Rheuma, starke Schmerzen und war auf die Hilfe von anderen angewiesen. Die anderen waren ihr Mann und Betty. Doch der Mann arbeitete von früh bis spät. Das Kind musste den Ofen heizen, den Abwasch machen und außer vielen anderen Arbeiten im Haushalt der Großmutter die Füße waschen und bei der Versorgung der Enten und Hühner helfen. Die Großmutter war oft schroff zu Betty. Streicheleinheiten gab es nur vom Großvater. Manchmal kam er abends an ihr Bett, sagte: „Schlaf gut, mein Häschen", und strich kurz über ihre Wange. Das tat gut und sie mochte es, so genannt zu werden. Einmal stellte sie sich schlafend in der Hoffnung, dass er sie mehrmals streicheln würde. Aber das tat er nicht.

Die Großmutter im Rollstuhl konnte der kleinen Betty nicht hinterherlaufen, wenn das Kind nicht das tat, was sie angeordnet hatte. Dann petzte sie es ihrem Mann und Betty bekam wieder einmal eine Backpfeife. Weil ihre Mutter nie zu den Elternversammlungen erschien, machte Bettys Lehrerin einen Hausbesuch bei den Großeltern.

„Es war nicht Mitleid, aber wohl Mitgefühl, dass sie danach so respektvoll mit mir umgegangen ist", erzählt Betty Schilling. Die Mitschüler ignorierten sie, denn nie konnte sie einen von ihnen mit nach Hause nehmen.

„Wenn wir nicht zu dir dürfen, dann darfst du auch nicht zu uns", bekam sie zu hören.

Besuch von Freundinnen und Freunden war in der Eineinhalbraumwohnung schlecht möglich. Aber die Großmutter bekam ständig Besuch und lächelte dann sogar. Wenn die Fremden erschienen, wurde Betty rausgeschickt. Eine Frau kam mehrmals. Betty bekam von ihr Süßigkeiten und nannte sie Tante Lotti.

Dann ging es der Großmutter immer schlechter. Sie konnte nur noch mit der Hilfe von Betty und dem Großvater ins Bett gebracht werden. Ihre Finger waren völlig steif geworden.

Als Tante Lotti wieder einmal da war, durfte die siebenjährige Betty im Zimmer bleiben.

„Ich kann nicht mehr helfen“, sagte die Großmutter ihrer Enkeltochter, „aber du kannst das.“

Sie nahm die Hand der siebenjährigen Betty und legte sie auf die Brust, den Nacken und den Kopf von Tante Lotti. Dem kleinen Kind war das unheimlich, weil seine Hand plötzlich heiß wurde und es nicht wusste, was hier geschah. Aber hinterher bekam es Schokolade von Tante Lotti und erstmals ein Lob von der Großmutter.

Diese Art der Hilfe musste Betty nun manches Mal geben, und immer wurde ihre Hand heiß. Das Gruseln wurde gedämpft durch das Pflichtgefühl helfen zu müssen und durch die freudige Erwartung von Süßigkeiten.

Erst mit neun Jahren erfuhr Betty von der Großmutter, dass nicht nur sie, sondern auch ihre Mutter mit dem Handauflegen anderen Menschen geholfen hatte. Sie hörte auch, dass es eine besondere Gabe wäre, die man besaß und nicht erlernen kann. Es war ein kurzes Gespräch. Doch so ruhig und gütig hatte Betty die Großmutter vorher nie erlebt.

Mit 14 Jahren, in der Pubertät, verweigerte sich Betty. Sie wollte anderen Menschen nicht mehr die Hand auflegen. Es kostete sie Kraft, das der Großmutter mitzuteilen.

„Es war, als ob ein Riese auf meiner linken und einer auf meiner rechten Schulter hockten“, sagt Betty Schilling, „der eine wollte, dass ich helfe und der andere, dass ich damit aufhöre.“

Sie mochte anderen Menschen keine Hand mehr auflegen und war erstaunt, dass die Großmutter ihre Entscheidung akzeptierte.

Kurz vor dem Ende der Schulzeit war der Wunsch zu helfen wieder da. Sie träumte davon, Krankenschwester zu werden. Aber sie bekam nach dem Schulabschluss keine Lehrstelle. Aus der Not heraus besorgte sie sich eine Ausbildung zur Bürokauffrau. Sie war es ja gewohnt, sich um alles alleine zu kümmern. Diesmal nörgelte die Großmutter nicht, sondern sagte: „Bei einer Arbeit im Büro ist man immer im Trockenen.“

Als Betty 23 Jahre alt war und bereits einige Jahre als Stenotypistin arbeitete, erinnerte sie sich kaum noch an ihre Gabe des Handauflegens. Eine Gabe, die in ihrer Familie immer unter Frauen weitergegeben worden war. Sie war sich sicher, dass niemand im Betrieb davon etwas wusste. Doch dann sprach sie eines Tages eine Kollegin wegen eines schmerzenden Hautekzems an.

„Deine Oma konnte anderen helfen. Wenn du das auch kannst, dann hilf mir bitte.“

Lange bedrängte sie die Kollegin. Nach der Behandlung waren beide schockiert und gingen sich aus dem Weg. Betty Schilling war außerdem von Scham erfüllt.

„Ich wusste damals noch nicht, dass es nach der Behandlung einer Gürtelrose in den ersten Tagen zu einer Erstverschlimmerung kommen kann“, sagt sie.

Doch nach einer Woche war die Haut ihrer Kollegin geheilt. Natürlich sprach sich das herum. Betty Schilling verweigerte sich denen nicht, die sie nun um Hilfe baten.

Nach der Wende verlor sie, wie so viele im Land, ihre Arbeit und erinnerte sich an ihren unerfüllten Jugendtraum. Für die Ausbildung als Krankenschwester fühlte sie sich zu alt, aber pflegerisch tätig sein wollte sie noch immer. Sie befürchtete jedoch, dass das ohne Ausbildung nicht möglich wäre. Doch sie hatte Glück, weil ihr starker Wille erkannt wurde. Sie konnte ein Praktikum machen und danach als Hilfskraft in einem Pflegeheim arbeiten.

Seit einigen Jahren ist Betty Schilling Rentnerin und ehrenamtlich in der Palliativpflege tätig. Sie betreut sterbende Menschen und deren Angehörige, lindert Ängste und Leid. Sie besitzt nämlich auch die Gabe, anderen aufmerksam und mitfühlend zuzuhören.

Das schätzen auch die Menschen, die zum Handauflegen zu ihr nach Hause kommen. Obwohl sie nur ihrer Familie und ihrem Freundeskreis ihre Gabe offenbart hat, finden Menschen, die Hilfe brauchen, den Weg zu ihr.

„Eine Reihe von Hautproblemen kann ich recht gut positiv beeinflussen“, sagt sie.

Aber es kommen auch Menschen mit seelischen Problemen zu ihr. Sie tut das, was auch von einem guten Arzt erwartet wird – sich Zeit nehmen, zuhören, Fragen stellen.

„Ich kann nur jemandem helfen, wenn ich weiß, was in ihm vorgeht. Das kann ich nur erfahren, wenn ich ihn nicht am Reden hindere“, sagt sie.

Ihre Erklärung, weshalb sie durch ihre Gabe helfen kann, lautet: „Wer zu mir kommt, vertraut meiner Hilfe und lässt sich fallen. Dadurch wird im Körper, im Geist und in der Seele etwas freigesetzt, was den Selbstheilungsprozess stimuliert und in Gang setzt.“ Mehrmals betont sie, dass sie den Schulmediziner nicht ersetzen kann. Es gibt bei ihr keine Abwertung von anderen Heilmethoden, keine Selbstüberschätzung und unrealistische Versprechen.

Auf die Frage, wie mit dem Handauflegen eine Selbstheilung in Gang gesetzt wird, höre ich wieder einmal, dass es Dinge zwischen Himmel und Erde gibt, die man nicht erklären kann.

Als Betty Schilling nach der Wende erstmals vor einem Computer saß, googelte sie aus Neugier nach alternativen Heilmethoden. Sie wollte darüber mehr erfahren, auch über Reiki. Dieses esoterische Konzept war in Mecklenburg plötzlich in aller Munde. 2008 machte Betty Schilling eine Reiki-Ausbildung an einer Heilpraktikerschule in Hamburg. „Reiki lehrt, dass jeder, der eine Einweihung empfangen hat, in der Lage ist, sich selbst und andere zu behandeln“, erzählt sie.

Sie erwarb den 1. Grad und war danach überzeugt, dass es nur wenige Menschen gibt, die diese Gabe zur Anregung der Selbstheilung besitzen und nicht jeder sie übernehmen kann. Betty Schilling erhielt sie von ihrer Großmutter. Ihrem Sohn konnte sie diese Gabe nicht übergeben, aber ihrer Tochter. Als sie diese vor einiger Zeit fragte: „Weißt du, dass du auch Handauflegen kannst?“, gestand die junge Frau ihr, dass sie das an ihrem jetzigen Wohnort in der Schweiz sogar schon getan hatte.

Über ihre Gabe reden die beiden nicht viel. Nur in Hamburg, bei der Reiki-Ausbildung, hatte Betty Schilling davon erzählt. Es wurde sofort gefragt, was bei ihr so eine Behandlung kostet. Dass sie, wenn überhaupt, dann maximal 10 Euro annimmt, sorgte in Hamburg nicht nur für Erstaunen, sondern auch für Entsetzen.

Mit ihrer Gabe will sie kein Geld verdienen. Das wäre ihr suspekt.

Das alte Haus, in dem sie und ihr Mann seit 22 Jahren wohnen, haben beide liebevoll saniert und einen Garten angelegt. Aus den Fenstern blickt man auf die sanften Hügel der Mecklenburgischen Schweiz und auf ihren kleinen Gnadenhof. Das Pony hat sie jetzt einem Kindersportverein gespendet. Aber es gibt noch Schafe, Kaninchen, Enten, Hühner und Katzen. Vor zehn Jahren hat sie sich eine einjährige Hündin aus dem Tierheim geholt, die man ausgesetzt hatte. Das Tier hatte nur noch eine halbe Zunge und kaum Fell. Kürzlich kam noch ein Dackel dazu. Den hatte jemand im Annoncenteil einer Zeitung für 30 Euro angeboten. Ihr Gefühl, dass die Versorgung des Tieres so billig war wie sein Verkaufspreis, bestätigte sich. Beide Hunde fühlen sich nun bei ihr pudelwohl.

„Wenn ich es finanziell könnte, würde ich gerne noch viel mehr Tieren helfen" sagt Betty Schilling.

Wegen der Tiere macht sie keine weiten Reisen. Problematisch findet sie das nicht. Es geht ihr gut und macht sie glücklich, dass sie in einer der schönsten Landschaften von Mecklenburg zu Hause ist und Menschen helfen kann, den Dreiklang von Körper, Geist und Seele wieder wahrzunehmen.

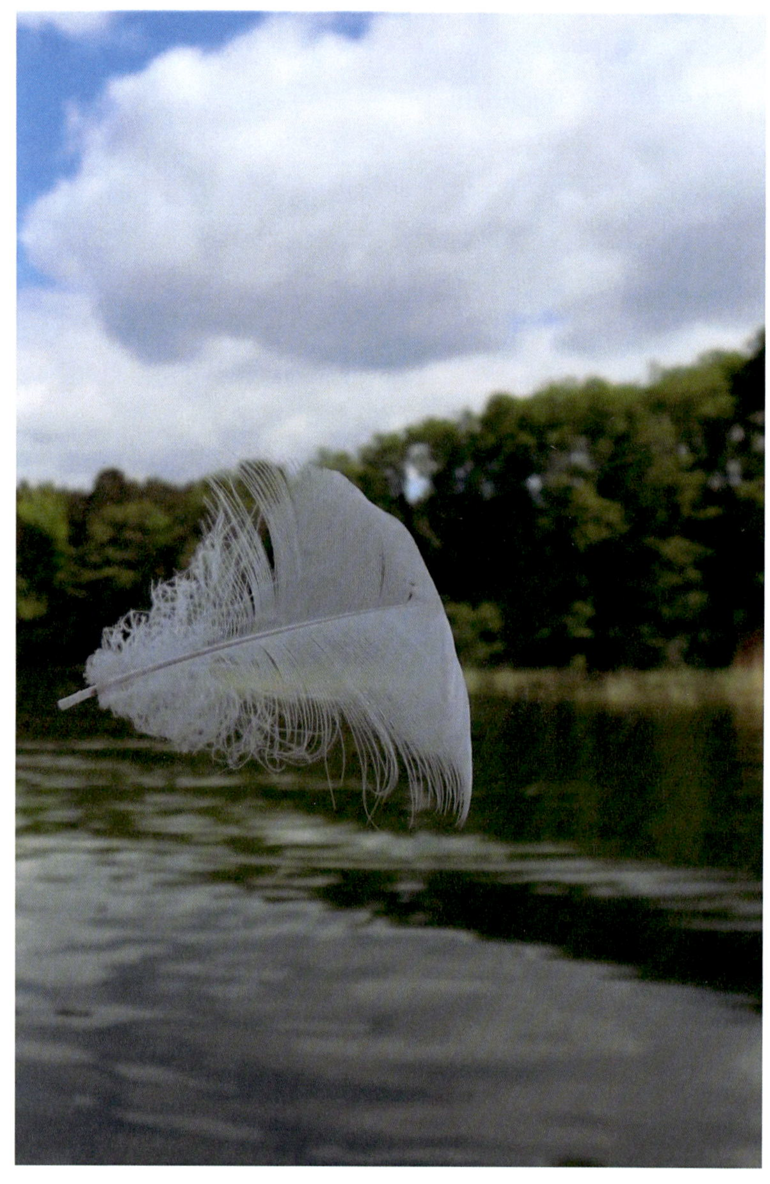

Blicke in dich. In deinem Innern ist eine
Quelle, die nie versiegt,
wenn du nur zu graben verstehst.
Marc Aurel

Carmen Koop – Sanfte Aufstellung

Niemanden alleine lassen

Vor einigen Jahren befand sich eine Freundin von mir in einer schwierigen Situation. Es ging ihr nicht gut, weil das Verhältnis zu ihrer Tochter angespannt war und sie keine Gespräche mit ihr führen konnte. Nun war die Tochter ungewollt schwanger geworden. Da meine Freundin nach der Geburt ihrer Tochter eine Schwangerschaftsdepression hatte, war sie in Sorge, denn Traumata können über viele Generationen innerhalb einer Familie weitergegeben werden.

Sie hoffte, durch eine Familienaufstellung Hilfe zu bekommen. Ich hatte von dieser Behandlungsmethode noch nie etwas gehört und war gespannt zu erfahren, was meine Freundin erlebt hatte. Es war eine Einzeltherapie. Eine Aufstellung innerhalb einer Gruppe wollte meine Freundin nicht. Nachdem sie ihr Anliegen vorgebracht hatte, sollte sie ihre Ursprungsfamilie aufstellen. Aus einer Kiste mit Playmobilfiguren suchte sie Figuren für ihre Eltern, das Kind, das ihre Mutter abgetrieben hatte, ihren Bruder, ihre Tochter und eine Figur für sich selbst heraus. Die Figuren sollte sie so aufstellen, dass die Familienkonstellation widergespiegelt wird. Nach einigen Korrekturen fühlte sich die Aufstellung für meine Freundin richtig an. Im

Gespräch mit der Therapeutin wurde ihr vieles über das Verhalten der einzelnen Familienmitglieder bewusst. Die wichtigste Erkenntnis war, dass ihre Tochter sich ihr gegenüber als Mutter fühlte. Die Therapie war emotional anstrengend für meine Freundin, aber auch befreiend und klärend, weil sie neue Einsichten brachte und es viele helfende Ratschläge gab.

Als ich die Arbeit an diesem Buch begann, nahm ich mir vor, auch über die Familienaufstellung zu berichten, die eine Methode in der Familientherapie ist. Sie beruht auf der Vermutung, dass innerlich-grundlegende Beziehungen auch innerlich-räumlich abgespeichert werden. Das Phänomen, dass Menschen in der Lage sind, Wahrnehmungen stellvertretend in sich abzubilden, was als repräsentierende Wahrnehmung bezeichnet wird, wurde wissenschaftlich bereits untersucht, aber eine zufriedenstellende Klärung scheint nicht möglich. Auch hier gilt also wieder der Satz, dass es Dinge zwischen Himmel und Erde gibt, die wir nicht erklären können. Die Deutsche Gesellschaft für Systemische Therapie, Beratung und Familientherapie bezeichnet die Familienaufstellung als eine sinnvolle therapeutische Methode. Eine am Universitätsklinikum in Heidelberg durchgeführte Studie (2009-2013) deutete auf verbesserte psychische Befindlichkeiten der Teilnehmer nach einer Familienaufstellung hin.

Einen großen Bekanntheitsgrad erreichte die Familienaufstellung durch Bert Hellinger. Von seiner Methode distanzieren sich Fachleute inzwischen deutlich. Er führte in ethisch nicht vertretbarer Weise bei Großveranstaltungen publikumswirksame Aufstellungen durch. Es gibt noch immer Nachahmer dieser Methode. Wer bei Problemen innerhalb der Familie, im

Beruf oder in der Partnerschaft Hilfe durch eine Aufstellungsarbeit erwartet, sollte sich nur behandeln lassen, wenn fundierte beraterische und therapeutische Erfahrungen vorhanden sind.

Die Therapeutin, mit der ich mich treffe, kann beides nachweisen. Sie heißt Carmen Koop und hat eine einzeltherapeutische Variante der Familienaufstellung weiterentwickelt. Die von ihr seit Jahren praktizierte Behandlungsmethode nennt sie „Sanftes Aufstellen".

Geboren wurde sie 1965 in einer kleinen Stadt in Mecklenburg. Im Kindergarten und in der Schule war sie eine Einzelgängerin. „Mitschüler, die es zu Hause nicht gut hatten", sagt Carmen Koop, „habe ich mit meiner schüchternen Art zum Mobbing aufgefordert. Sie schlugen noch auf mich ein, wenn ich schon am Boden lag."

Ihre Mutter forderte, dass sie das ihren Lehrern mitteilen sollte. Ihr Vater verachtete Petzen. Das Mädchen wollte keinen von beiden enttäuschen. Sie redete zu Hause nicht mehr über die Demütigungen, zog sich immer mehr zurück, entwickelte nervöse Ticks und wurde ständig von Lehrern kritisiert. Carmen träumte im Unterricht vor sich hin und war bei allem, was zu tun war, die Letzte. Durch den Umzug der Eltern innerhalb der Stadt, kam sie an eine andere Schule. Ihr Leben veränderte sich schlagartig. Hier kannte keiner ihre Vorgeschichte. Das ist meine Chance, dachte sie, gab sich selbstbewusster und fühlte sich auch so. Sie ließ sich nichts mehr gefallen von Mitschülern. Beim Sportunterricht wuchs sie plötzlich über sich hinaus. An der vorherigen Schule hatte sie beim Stangenklettern, unter dem Gelächter der anderen, mit Müh und Not eine halbe Stange geschafft. An der neuen Schule kam sie sechsmal hoch. Schwächeren Mitschülern gab sie Hilfestellungen am Balken. Eine Freundin, die sich am Arm von Carmen festkrallte, sowie sie einen Hund erblickte, führte später etliche Hunde aus der Nachbarschaft aus. Carmen hatte ihr geholfen, die Angst vor Hunden zu überwinden und erlebte erstmals das beglückende Gefühl, auch anderen helfen zu können.

Nach der Schulzeit wollte sie unbedingt auf einem Gestüt eine Lehre beginnen. Doch die Eltern waren der Meinung, dass die Arbeit dort körperlich zu anstrengend wäre. Wieder wollte sie Mutter und Vater nicht enttäuschen. Sie gab nach und gleichzeitig auf bei der Berufswahl, denn sie kümmerte sich nun um keine Lehrstelle mehr. Weil durch das Abwarten kaum noch eine frei war, blieb ihr nur noch eine Ausbildung zum Facharbeiter für Postverkehr. Sie merkte schon bald, dass diese Ausbildung nichts für sie war. Nach einer Umschulung arbeitete sie als Verkäuferin in Berlin, wo auch ihr Mann eine Arbeit hatte. Doch weil die kleine Tochter eine chronische Bronchitis bekam und die Nähe zur Ostsee dem Kind guttat, zog Carmen mit ihrer Familie zurück in ihre Geburtsstadt. Zur Wendezeit wurde die zweite Tochter geboren. Wie so viele andere Menschen wurde auch Carmen Koop arbeitslos und blieb es lange Zeit.

Sie erkämpfte sich Ende der 90er Jahre beim Arbeitsamt eine Umschulung zur Ergotherapeutin. Dankbar und voller Neugier nahm sie später an einer Weiterbildung einer Kinder-Jugend-Familienberatung teil. Das war eine anstrengende Zeit. Die erhoffte Unterstützung von ihrem Ehemann blieb aus. Das war der letzte Anstoß, die Ehe, in der sie schon seit längerem nicht mehr glücklich war, zu beenden.

Viele Jahre spezialisierte sie sich als Ergotherapeutin in verschiedenen psychiatrischen Einrichtungen. Sie arbeitete mit Schmerzpatienten und Patienten, die unter Psychosen, Borderline- oder Angststörungen litten und später auch mit verhaltensauffälligen Kindern. Um fachlich kompetent zu sein, begann sie neben ihrer Arbeit ein Studium „Kindheitspädagogik". Weil sie auch über Meditation mehr erfahren wollte, besuchte sie Kurse in einem Kloster.

Die über viele Jahre angesammelten beruflichen Erfahrungen und das angesammelte Fachwissen ermutigten sie, den Schritt in die Selbständigkeit zu gehen. 2021 eröffnete sie als Ergotherapeutin eine Praxis. Zu ihrem vielfältigen Leistungsspektrum gehört auch die „Sanfte Aufstellung", mit der sie Menschen hilft, die belastende Familiensituationen, berufliche Probleme, Krisen in der Partnerschaft haben oder vor wichtigen Entscheidungen stehen. Sie arbeitet bei ihrer Aufstellungsarbeit nicht in Gruppen, sondern in einer Einzeltherapie. Bevor es zur Aufstellung kommt, führt sie mit jedem ihrer Klienten ein Gespräch, um an den Ursprung des Problems zu kommen. Sie geht dabei vor wie ein guter Arzt, der einen Patienten behandelt, der mit Schmerzen in der Schulter zu ihm kommt. Da wird auch nicht sofort zu einer Spritze gegriffen, sondern der Ursache durch eine gründliche Analyse auf den Grund gegangen. Erst danach wird zu einer Behandlung angesetzt. Damit ich das Prinzip ihrer Aufstellungsarbeit besser verstehe, erklärt mir Carmen Koop ihr Vorgehen an einem Beispiel.

Wenn eine Klientin zu ihr kommt, weil sie große Probleme mit ihrem Mann hat, dann wird erst einmal hinterfragt, wie sie sich fühlt. Wurde sie enttäuscht, missachtet, verraten oder liegen ganz andere Dinge vor? Durch gezielte Fragestellungen soll ihre Klientin das dazu gehörige Gefühl selbst herausfinden, denn alles, was man selbst erkennt, ist nachhaltig und erleuchtend. Gemeinsam versucht sie, mit der Klientin zu erkunden, ob es dieses Gefühl schon früher im Umgang in der Familie oder mit anderen Menschen gab. Das Wichtigste am Ende des Gesprächs vor der Aufstellung ist, dass die Klientin ihr Anliegen, ihre Wünsche für die Zukunft selbst erkennt. Formuliert die Klientin zum Beispiel „Ich möchte meinen Gefühlen vertrauen und von meiner Mutter ernst genommen werden", dann wird dieser Satz notiert. Die wichtigsten Worte werden noch einmal auf gesonderte Zettel geschrieben, von der Klientin mit einem Pfeil versehen und auf den Boden gelegt. Erst dann, wenn die Klientin sich auf die Zettel, die Bodenanker, stellt, beginnt die eigentliche Aufstellung. Was die Klientin fühlt, wird von der Therapeutin gefragt. Manchmal werden die Zettel auf dem Boden anders angeordnet, so dass durch die Pfeile eine neue Blickrichtung entsteht, bevor Antworten gefunden werden. Wenn zum Beispiel nur die Worte „Gefühlen vertrauen" und „von meiner Mutter ernst genommen werden" auf den Zetteln stehen, kommt irgendwann die Frage „Und wo bin ich?". Dann wird noch ein zusätzlicher Zettel mit diesem Wort „ich" ausgelegt.

Wie es funktioniert, dass Klienten in diesem Prozess sowohl alte Glaubenssätze und hemmende Handlungsmuster erkennen und sogar mit Personen aus der Familie oder ihrem Umfeld in Beziehung treten können, kann Carmen Koop mir nicht erklären. Sie beschreibt es als Phänomen und hat immer wieder erlebt, dass es möglich ist. Menschen, die sie behandelt, will sie helfen, neue Perspektiven zu finden. Sie begleitet die Menschen auf dem Weg dorthin und auch danach. „Niemand darf allein gelassen werden“, sagt sie. Wie sie bei ihrer Aufstellungsarbeit vorgeht, hat sie mir anschaulich erklärt, und es freut mich sehr, dass eine ehemalige Klientin bereit ist, mir zu berichten, wie sie die „Sanfte Aufstellung“ erlebt hat.

Gespräch mit einer Klientin

Wir sind verabredet in der Praxis von Carmen Koop. Ich fühle mich schon im Eingangsbereich sehr wohl. Ein angenehmer Duft empfängt mich. Für mich riecht es nach Meer und Sommerwiese. Carmen Koop nutzt bei vielen ihrer Behandlungen auch die Kraft von ätherischen Ölen. Ich erfahre von ihr, dass sie eine ganze Palette besitzt und sie je nach Bedarf einsetzt. Es gibt Öle, die wirken stimmungsaufhellend oder beruhigend. Die Praxisräume befinden sich in einem alten Haus. Überall Spuren seiner langen Geschichte. Schöne Fliesen auf dem Boden. An einer Wand ist das alte Mauerwerk zu sehen. Die verwinkelten Räume gehörten einmal zu einer Kutscherstube. In dem Raum, in dem Carmen Koop die sanfte Aufstellung durchführt, wartet schon ihre Klientin auf mich.

Eine schöne, schlanke, große Frau mit dunklen Haaren. Sie bittet mich, sie Madlen zu nennen. Carmen Koop macht uns den Einstieg in das Gespräch leichter, indem sie erst einmal Kaffee serviert.

„Mit einem Löffel Honig?“, fragt sie.

Ich bin erfreut über dieses Angebot und Madlen auch. Dann knistert es. Wir öffnen neugierig Glückskekse, die knackig sind, gut schmecken und uns Botschaften offenbaren. Auf dem kleinen Zettel von Madlen steht, dass sie ruhig mal ab und zu etwas egoistischer sein darf. Das kann sie jetzt tatsächlich auch.

Vor ihrer Aufstellung hatte sie immer nur das Wohl anderer Menschen im Sinn und dachte kaum an sich. Sie erzählt, dass sie vor zwei Jahren in einer lebensbedrohlichen Situation war. Nachdem ein Notarzt da war, kam sie mit Blaulicht ins Krankenhaus. Ein Herzinfarkt konnte ausgeschlossen werden. Als sie den Ärzten vom Stress auf der Arbeitsstelle mit ihrer Chefin erzählte, von ihrer Kündigung und der Trennung von ihrem Mann, gab man ihr Beruhigungsmittel. Sie sollte zur Ruhe kommen. Das empfahl ihr auch ihre Hausärztin. Aber Madlen wusste nicht, wie das gelingen könnte. Im Wartezimmer ihrer Ärztin hatte sie eine Karte von Carmen Koop entdeckt. „Ob diese Frau mir helfen kann?“, fragte sie. „Versuchen Sie es“, antwortete ihre Ärztin.

Die Therapeutin führte vor ihrer ersten Behandlung ein langes Gespräch mit Madlen. Sie erfuhr, dass sich ihre Klientin von ihrer Chefin gemobbt fühlte. Überstunden wurden zum Beispiel eingefordert mit der Bemerkung: „Sie haben ja nicht einmal Kinder. Warum müssen Sie pünktlich Feierabend machen?“

In Madlen sperrte sich alles, weiter mit dieser Frau zusammenzuarbeiten. Den Kummer über die erlebte Missachtung nahm sie mit nach Hause. Sie war nur noch gereizt und stritt sich oft mit ihrem Lebenspartner. Die einstige Nähe zwischen den beiden wurde zunehmend überschattet von Madlens gefühltem Frust und der daraus resultierenden Energielosigkeit. Der Mann, mit dem sie ihr weiteres Leben teilen wollte, trennte sich von ihr. Sie fühlte sich ganz allein dafür verantwortlich. Der Schmerz darüber ließ sie über Monate kaum mehr als zwei Stunden in den Schlaf kommen. Sie konnte nichts essen, weinte ständig, nahm in kürzester Zeit 6 Kilo ab und wurde immer kraftloser.

Einige spendeten ihr Trost und versuchten, sie in dieser schlimmen Situation aufzufangen. Doch in vielen Fällen bekam sie von anderen recht früh zu hören: „Nun sollte es langsam wieder gut sein. Dass du so lange leidest ist doch nicht normal. Andere trennen sich auch."

Es tröstete sie nicht, wenn gesagt wurde, dass dieser Mann wohl nicht der richtige Mann für sie war. Außerdem hatte sie die Angst, auch noch ihre Freunde zu verlieren, wenn sie immer wieder die gleichen Klagelieder anstimmte.

Es ging ihr so schlecht, dass eine Therapie für sie die einzige Möglichkeit war, Hilfe zu erhalten. In dem einführenden Gespräch mit Carmen Koop erzählte Madlen auch von ihrer bedrückenden Lebenssituation und von einem Problem, das sie seit ihrer frühen Kindheit belastete.

Damals lebte sie zusammen mit ihrer Mutter und ihren Großeltern in einem Haus. Ihr Vater hatte ihre Mutter schon vor Madlens Geburt verlassen. Über ihn zu sprechen war ein Tabuthema. Sowie das Kind nach ihm fragte, gab es Streit. Der Großvater wurde jähzornig. Einmal schmiss er seine Tasse über den Küchentisch. Die Großmutter fing stets an zu weinen. Die Mutter nahm Madlen dann an die Hand und ging mit ihr raus. Sie fand es verwunderlich, dass ihre Tochter nach dem Vater fragte.

„Wir brauchen ihn absolut nicht in unserem Leben und es mangelt dir doch an nichts", bekam das Kind zu hören. Rückblickend verwunderte Madlen, dass in den Worten der Mutter immer mitschwang, warum ihr Kind alles ergründen und hinterfragen musste.

Kurz vor ihrem 18. Geburtstag stellte Madlen ihre Mutter zur Rede. „Wenn ich ein Vergewaltigungskind bin, dann will ich das wissen“, sagte sie. Endlich erfuhr sie, dass ihr Vater lebte, früher zur See gefahren war, sich mit der Schwangerschaft ihrer Mutter überfordert fühlte und sich von ihr trennte, weil er kein Kind wollte.

Dass ihr Vater sie abgelehnt hatte, machte Madlen unendlich traurig, denn sie wünschte sich so sehr, geliebt zu werden. Sie wollte sich angenommen fühlen. Das war auch der Grund, dass sie ihrer berufstätigen Mutter viel half. Sie kümmerte sich um die Enten und Hühner, arbeitete viel im Garten und unterstützte den Opa bei Reparaturen in der heimischen Werkstatt. Dafür erhielt sie Lob und auch, wenn sie in der Schule die Note Eins erhielt. Bei einer Zwei wurde stets nach dem Warum gefragt. Madlen versuchte, sich vorbildlich zu verhalten. Sie begriff, dass ihre Frage nach dem Vater und so manch andere Frage, die sie als Kind beschäftigte, als unvernünftig angesehen wurden. Das führte zu einem ablehnenden, zurechtweisenden Verhalten oder strafendem Schweigen innerhalb der Familie. In Madlen verfestigte sich der Glaube „Wie ich bin, bin ich nicht genug, nicht gut genug. Nur wenn ich mich anpasse, helfend, fleißig, vorausdenkend und vernünftig bin, dann werden die anderen mich akzeptieren.“ Sie gewöhnte sich ab, Dinge zu hinterfragen. Diese Anpassung zog sich wie ein roter Faden durch ihr weiteres Leben.

Als Madlen von Carmen Koop bei der Aufstellung gebeten wurde, einen ihrer innigsten Wünsche zu formulieren und eine Person zu benennen, die eine besondere Rolle in ihrem Leben spielt, notierte sie „Ich möchte geliebt werden“ und schrieb auch das Wort „Vater“ auf.

Beides kam auf je ein separates Blatt. Dann wurde auf jeden Zettel dazu noch ein Pfeil von Madlen in eine beliebige Richtung gezeichnet. Abwechselnd stellte sich Madlen auf die einzelnen Zettel und blickte in die Pfeilrichtungen.

„Zuerst war ich verwirrt und auch sprachlos", erzählt sie mir in unserem Gespräch. Dann wurde sie von Carmen Koop gebeten, in sich hineinzuhorchen und zu sagen, was sie spürt.

Madlen versucht mir zu erklären, was mit ihr dabei passierte.

„Es klingt ungewöhnlich", sagt sie, „aber ich habe mich tatsächlich auf einmal in die Lage meines Vaters hineinversetzten können. Es fühlte sich an, als wäre ich auf einmal mein Vater. Ganz plötzlich und nicht von mir gesteuert oder geplant kamen Gedanken, formte sich eine bestimmte Körperhaltung. Das war nicht ich... Ich fühlte seine Rolle und nahm sie für einen Moment ein."

Madlen hörte von ihrem Vater, dass seine ablehnende Haltung einem Kind gegenüber nichts mit ihr und ihrem Leben zu tun hat. So klar hatte sie das vorher nie gesehen. Sie konnte ihren Frieden mit dem Vater machen und mit ihm kommunizieren. Auch über sich selbst hat sie Art der Familienaufstellung viel erfahren. Früher hatte sie immer nur die Wirkungen von Krisen und Problemen erfasst. Nun kam sie immer mehr an die Ursachen heran. Es war ein längerer Prozess, bis es ihr mit der Hilfe von Carmen Koop gelang, sowohl ihre Schwächen, aber auch ihre bisher kaum wahrgenommenen Stärken wertzuschätzen. Sie hat sich selbst gefunden und kann sich nun selbst lieben. Sich selbst zu lieben ist, nach Oscar Wilde, der Beginn einer lebenslänglichen Romanze.

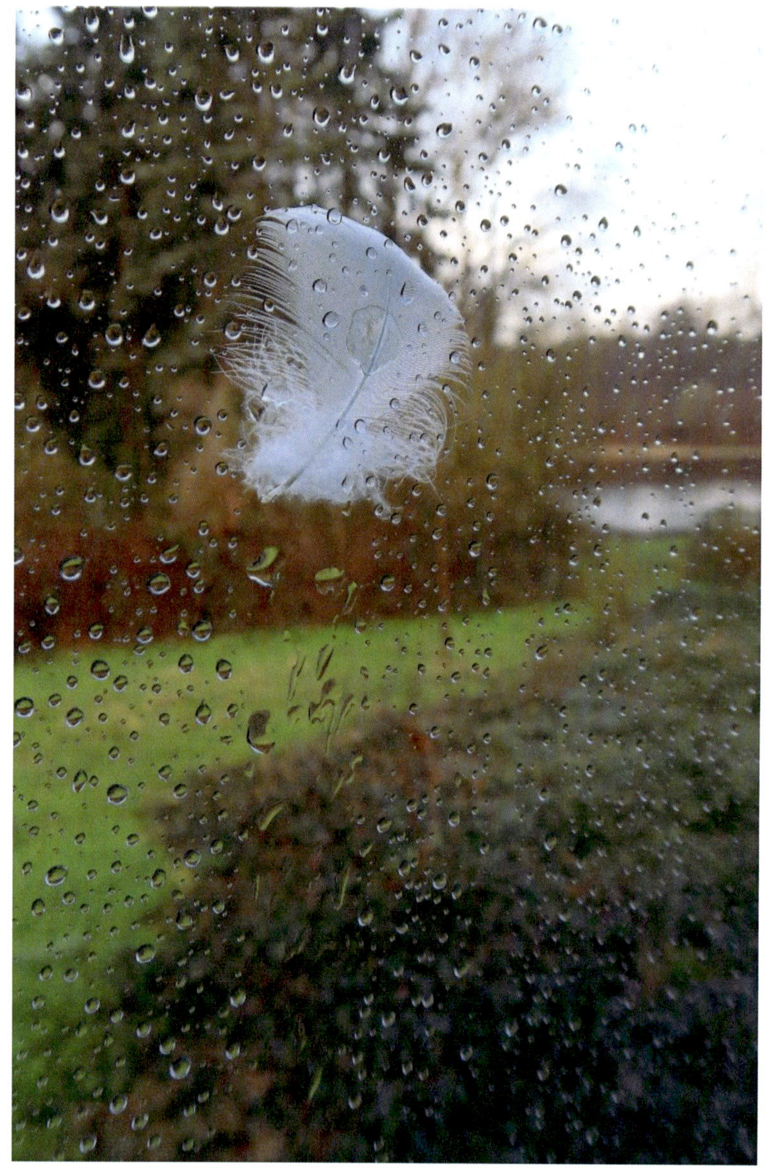

Es gibt keine Wunder für den,
der sich nicht wundern kann.
Marie von Ebner-Eschenbach

Marion Skepenat – Osteopathie

Aus der Reihe tanzen, wenn man sich im Kreis dreht

Nach 20 Jahren Arbeit als Physiotherapeutin war Marion Skepenat 2002 beruflich an eine Grenze gekommen. „Ich fühlte mich immer häufiger am Ende meiner Möglichkeiten, um chronisch kranken Patienten dauerhaft zu helfen", sagt sie. Doch das einfach hinnehmen wollte sie nicht. Damals war sie 40 Jahre alt.

Wie so viele aus ihrem Berufsstand hatte sie zu dieser Zeit erstmals etwas von der Osteopathie gehört. Dr. Stiller, ein amerikanischer Arzt, entwickelte diese neue Behandlungsmethode in der zweiten Hälfte des 19.Jahrhunderts. Osteopathie war für ihn Philosophie, Kunst und Wissenschaft. Diagnose und Therapie erfolgen in dieser Heilkunde ausschließlich mit den Händen.

Die Neugier von Marion Skepenat war geweckt. Sie nahm an einem Schnupperkurs teil und erfuhr, dass Osteopathen Funktionsstörungen im Körper mit den Händen aufspüren, Bewegungseinschränkungen lösen und dadurch Selbstheilungskräfte mobilisieren können. Erstmals hörte sie, dass der Bewegungsapparat, Schädel, Rückenmark und innere Organe ein zusammenhängendes System sind, das durch Gewebenetze verbunden ist. Blockaden in diesem System können durch Tasten und Fühlen schließlich mit den Händen gelöst werden.

Was Marion Skepenat erfuhr, klang nicht nur spannend, sondern machte ihr auch Hoffnung, beruflich eine Grenze zu überwinden. Trotz der langen Dauer und der hohen Kosten entschied sie sich für eine Ausbildung an der Internationalen Akademie für Osteopathie in Berlin. Es folgten fünf anstrengende Jahre.

„Es musste Anatomie und nochmals Anatomie gepaukt werden", erzählt sie „und in praktischen Kursen mussten wir immer und immer wieder bis in die Fingerspitzen hinein Gewebestrukturen aufspüren."

Es dauerte seine Zeit, bis Marion Skepenat die Informationen empfing, die der Körper eines Patienten ihr gab.

„Osteopathie zu erlernen ist nicht leicht", sagt sie, „aber was bei diesen Behandlungsmethoden passiert, ist in den meisten Fällen erklärbar. Es gibt zunehmend wissenschaftliche Studien zur Osteopathie."

In der berufsbegleitenden Ausbildung fühlte sie sich enorm gefordert. Dazu kam die finanzielle Belastung der Ausbildungskosten von 25 000 Euro. Um in ihrer osteopathischen Praxis rechtlich gesehen Diagnosen stellen zu dürfen, machte Marion Skepenat anschließend noch eine Ausbildung zur Heilpraktikerin. Danach schloss sie ein Studium für Kinderosteopathie ab. 2013 erhielt sie ihren Master von der Universität Wales.

Längst arbeiten ihre Finger so, wie es Dr. Stiller, der Gründer der Osteopathie, gefordert hat. Sie denken, sehen und wissen. Vielen Frauen, Männern und Kindern kann Marion Skepenat helfen.

Wenn Patienten mit chronischen Schmerzen im Kreuzbein in ihre Praxis kommen, dann spürt sie mit ihren Händen auf, ob die Organe des kleinen Beckens, wie zum Beispiel die Blase, die Gebärmutter oder die Prostata durch Bewegungseinschränkungen dafür verantwortlich sind.

Nach der Behandlung von Säuglingen sind Mütter glücklich, wenn ihre Babys endlich ohne Probleme trinken können. Dankbarkeit empfinden Patienten, die nach der Behandlung nicht mehr unter Inkontinenz leiden. Migränepatienten atmen auf, wenn sich Schmerzhäufigkeit und Intensität positiv verändern. Durch die Behandlung gelingt es Marion Skepenat, dass hyperaktive Kinder ruhiger werden. Wie stolz sind die Kleinen, wenn in der Schule endlich ihre Handschrift auf der Zeile bleibt.

An drei Tagen in der Woche arbeitet Marion Skepenat in ihrer osteopathischen Praxis. Drei weitere Tage ist sie als Schriftstellerin tätig.

Bereits nach dem Schulabschluss in Wolgast war das ihr Traumberuf, aber leider nicht für ihre Eltern. Statt Liebe erhielt sie im Elternhaus viele Vorschriften. Die Anweisung, eine Ausbildung als Physiotherapeutin zu machen, gehörte auch dazu. Widersprochen hat das autoritär erzogene Mädchen nicht. Hinzu kam, dass sie als Schülerin mit Begeisterung in der Arbeitsgemeinschaft „Junge Sanitäter" war.

Marion Skepenat tat, was die Eltern forderten, und es bekam ihr gut, denn so konnte sie der Enge entfliehen, die sie in der Stadt Wolgast und im Elternhaus empfunden hatte. Rostock wurde für sie das Tor zu einer neuen schönen Welt, und gleich im ersten Monat der Ausbildung erhielt sie wertvolle Geschenke. Zu denen gehörte die Freundschaft zu einer Frau aus ihrer Ausbildungsklasse, die sie mit zur evangelischen Gemeinde nahm und ihr den Weg zum Glauben öffnete. Das zweite Geschenk war die Liebe zu einem jungen Mann. Er gehörte zu einer Klasse von angehenden Schiffsbetriebsschlossern mit Abitur. Die Jungs wollten tanzen und hatten sich deshalb angehende Physiotherapeutinnen eingeladen, zu denen Marion gehörte. Die Freundin von damals blieb ihr bis heute Freundin und die Liebe zu dem Mann blieb auch. Drei Kindern haben die zwei Wurzeln und Flügel gegeben. Nun sind Marion Skepenat und ihr Mann oft für die Enkelkinder da. Die Kleinen freuen sich über Fiete, den Zuwachs bei Oma und Opa. Der Kromfohrländer ist ein guter, folgsamer Praxishund. Im Sommer versucht Marion Skepenat, die Schreie des Unkrauts im großen Garten zu überhören, denn die Arbeit an ihrem dritten Roman ruft sie an den Schreibtisch.

Schriftstellerin zu werden hatten die Eltern ihr einst nicht erlaubt. Doch sie akzeptiert nicht so leicht gesetzte Grenzen. Vom Schreiben hat sie seit ihrer frühen Schulzeit nie lassen können. Von ihr wurden Gedichte, Erzählungen und ein Roman veröffentlicht. Auch als Schriftstellerin hat sie Anerkennung gefunden. Das Handwerk zum Schreiben hat sie in vielen Kursen am Rostocker Literaturhaus erworben.

Nicht nur Konzentrationsfähigkeit, sondern auch Koordinationsfähigkeit trainiert sie beim Tanzen. Mit ihrem Mann tanzt sie jetzt schon zwanzig Jahre einmal in der Woche in einer Tanzschule. Was heute leicht aussieht, war harte Arbeit. Aber Marion Skepenat liebt, was sie tut, und dazu gehört auch ein weiteres Hobby. Seit zwei Jahren schneidert sie Kleidung für die Enkelkinder oder Taschen für Freundinnen. Auf den aufgenähten Etiketten steht „handgemacht". Ich habe einiges in Augenschein genommen und füge an „und alles total perfekt".

Wenn Marion Skepenat Beifahrerin ist, wenn ihr Mann das Wohnmobil in den Urlaub lenkt, strickt sie Socken und Pullover. Doch oft ist sie allein unterwegs, wenn wieder einmal ein Wochenende für eine Weiterbildung in der Osteopathie ansteht. Fortbildungen sieht sie als notwendig an, weil ihre Patienten davon profitieren.

„Meine zwei Berufe machen mich glücklich", sagt Marion Skepenat. Sie fühlt sich geehrt, wenn man sie „die Frau mit den goldenen Händen und der überbordenden Fantasie" nennt. Ihr Leben ist reich an Neuaufbrüchen, weil sie Langeweile nicht ertragen kann und Grenzen nicht akzeptiert.

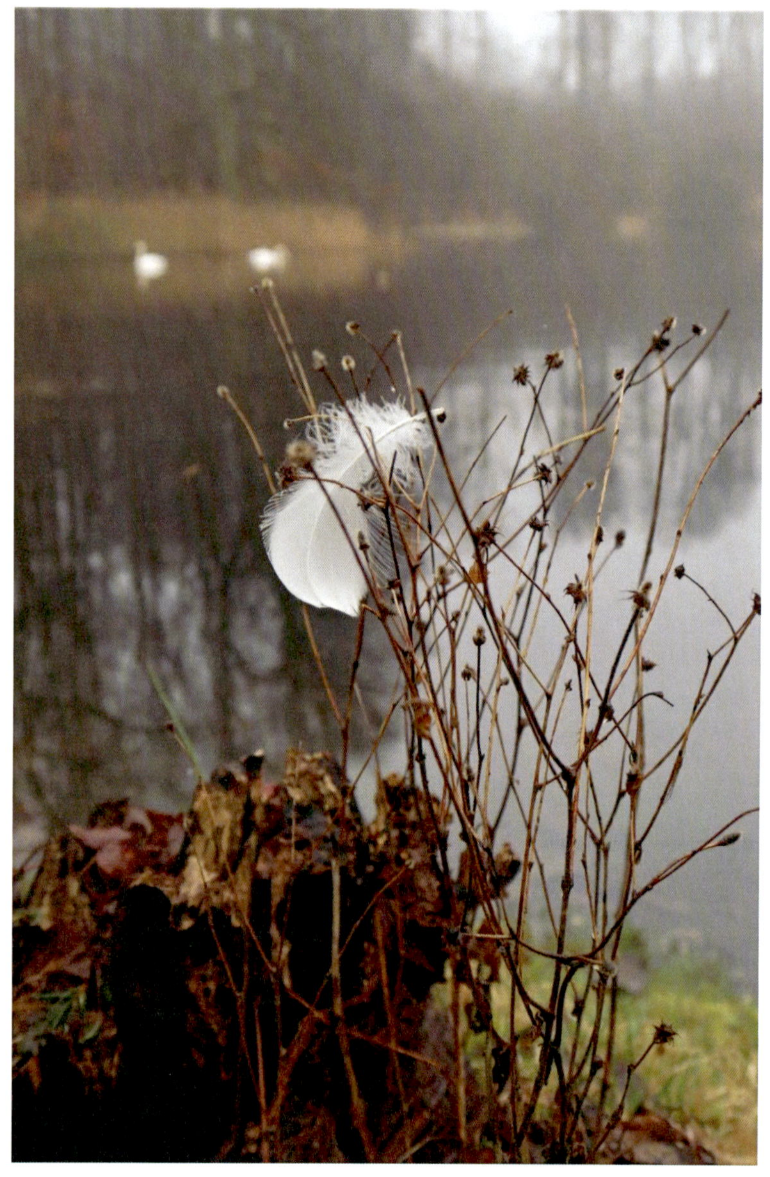

Man muss dem Körper Gutes tun, damit die
Seele Lust hat, darin zu wohnen.
Winston Churchill

Dijana Jech – Fußreflexzonenmassage

Ein zärtliches Gefühl

Keiner will sie, aber jeder hat sie - die Vorurteile. Auch ich bin nicht frei davon. Lange Zeit hielt ich eine Fußreflexzonenmassage für die neumodische Bezeichnung für etwas, was ich schon aus Kindertagen kannte. Ich war fest überzeugt, dass damit nichts anderes bewirkt wird, als das Wohlgefühl, das sich einstellte, wenn Großmutter mir die kalten Füße warm rieb.

Meine vorgefasste Meinung über eine Fußreflexzonenmassage hätte ich schneller revidieren können, wenn ich mich kundig gemacht hätte. Bei Vorurteilen ist das immer gut, aber ich kam erst dazu, als es mir schlecht ging.

Nach einer langwierigen Erkältung fühlte ich mich völlig abgeschlafft. Eine Freundin bedrängte mich. „Eine Fußreflexzonenmassage wird dir helfen“, behauptete sie, empfahl mir eine Physiotherapeutin und versicherte mir, dass ich bei ihr in den allerbesten Händen wäre. Ich gab dem Drängen nach. Meine Skepsis blieb.

Bereits die ersten Minuten in der Praxis taten mir gut, denn ich erlebte, was sich jeder bei medizinischen Behandlungen wünscht. Mir wurden Zeit und Gehör geschenkt. Die Physiotherapeutin, eine Frau von natürlicher Schönheit, erinnerte mich an „Die Dame mit Hermelin“ von Leonardo da Vinci. Sie hatte eine ähnliche Aura. Die Behandlung dauerte eine knappe halbe Stunde, bei der bestimmte Punkte an meinen Füßen mal fester und mal weniger intensiv berührt wurden. Es war eine wohltuende Behandlung. Überraschend für mich war, dass ich mich bereits einen Tag danach deutlich besser fühlte.

Was war da passiert? Wie war es gelungen, meine erlahmten Selbstheilungskräfte wieder zum Leben zu erwecken? Weil auch meine berufsbedingte Neugier wiedererwacht war, wollte ich mehr erfahren über diese Behandlungsmethode und die Frau, die mich mit so viel Achtsamkeit berührt hatte. Ich bat die Physiotherapeutin Dijana Jech um ein Gespräch.

Wir redeten lange miteinander. Ich war verwundert, dass sie nach ihrer Schulausbildung auf keinen Fall einen Beruf wählen wollte, in dem sie etwas mit Menschen zu tun hätte. Warum das so war, erzählte sie mir später.

Sie kam auf Umwegen zur Arbeit als Physiotherapeutin und ist nun 20 Jahre in diesem Beruf. Während ihrer Ausbildung an der Physio Academ in Berlin Weißensee war die Fußreflexzonenmassage eines der angebotenen Wahlpflichtfächer und das spannendste Angebot für Dijana Jech.

Diese alternativmedizinische Behandlungsmethode hat ihren Ursprung in der fernöstlichen Massagetradition. Den Grundstein für die neuere westliche Fußreflexzonenmassage legte 1917 der amerikanischer Arzt William Fitzgerald. Er verknüpfte jahrtausendealtes Wissen mit modernen Ansätzen. Durch die Heilpraktikerin Hanne Marquardt wurde diese Behandlungsmethode Mitte der sechziger Jahre in Deutschland angewandt. Nach ihrer Methode lernte auch Dijana Jech. Dass sie nun die Therapie nach Butzbach anwendet, hat etwas mit ihrem Ansinnen zu tun. Sie will sanfter vorgehen und Menschen mit Schmerzen behutsamer behandeln.

Damit die Fußreflexzonenmassage für mich kein Buch mehr mit sieben Siegeln ist, erklärt sie mir, dass jedes Organ, jeder Muskel und jeder Knochen über Reflexbahnen in Wechselbeziehung zu unseren Füßen stehen. Sie zeigt mir eine Abbildung mit den Reflexzonen der Füße. 96 gekennzeichnete Punkte sind zu sehen. Bei diesem Anblick fühle ich mich wie jemand, der vor dem Stadtplan einer Großstadt sitzt, um sich auf eine Prüfung als Taxifahrer vorzubereiten. Für Dijana Jech ist dieser Anblick längst nicht mehr verwirrend.

Anatomie war, wie Medizinstudenten oft behaupten, für sie kein Horrorfach. Es war zwar nicht leicht, aber wunderbar logisch. Ohne dieses anatomische Wissen könnte sie Patienten schließlich nicht kompetent behandeln.

„Bei einem verspannten Nacken“, sagt Dijana Jech, „kann ich durch einen bestimmten Druck auf den großen Zeh helfen, dass ein blockierter Kanal gelöst wird und Energie wieder frei fließen kann.“ Zu gern würde ich wissen, was da genau passiert. Der Satz, dass es Dinge zwischen Himmel und Erde gibt, die sich nicht erklären lassen, fällt diesmal nicht. Wissenschaftliche neurophysiologische Belege über die Wirkung der Reflexbahnen gibt es jedoch noch nicht. Sie würden viel Geld kosten. Und wer hätte Interesse daran, sie in Auftrag zu geben? Aber es gibt zahlreiche Nachweise, dass Patienten mit der Fußreflexzonenmassage bei Stress- und Schmerzzuständen, bei Schlafstörungen, Gelenkbeschwerden, Problemen mit dem Magen-Darm-System und bei Stoffwechselerkrankungen geholfen werden konnte.

Mich interessiert sehr, ob für eine erfolgreiche Anwendung mit dieser Behandlungsmethode außer einer fundierten Ausbildung auch besondere Fähigkeiten erforderlich sind.

Nach Meinung von Dijana Jech kann jeder, der sich auf diese Behandlungsmethode einlässt und Feinfühligkeit besitzt, sie erlernen. Aber es braucht viel Übung, um den Körper mit Griffen am Fuß anzuregen, wieder in seine Regulationsfähigkeit zu kommen.

„Man muss erspüren", sagt sie, „wie sich Gewebe und Muskulatur anfühlen."

Sie kennt sich gut aus mit dem menschlichen Fuß. Leonardo da Vinci nannte dieses Konstrukt aus 26 Knochen, 114 Bändern und 20 Muskeln ein „Meisterwerk der Mechanik".

Diesem Meisterwerk schenkt sie Achtsamkeit und Fürsorge. Sie erzählt mir, was sie bei Patienten mit der Fußreflexzonenmassage bewirken konnte. Nächtliche Toilettengänge, Migräneanfälle, Übelkeit und Krämpfe ließen sich reduzieren. Ich denke, dass solche Erfolge nicht nur fachliche Kompetenz, sondern auch eine besondere Gabe erfordern.

In ihrem Praxisraum gibt es einen Spruch von Ambrosius: „Es ist nicht genug, jemandem wohlwollend gegenüber zu treten, man muss ihm auch wohltun."

Auf dem Fensterbrett in ihrem Praxisraum stehen kleine Engelsfiguren. Dankesgaben von Männern und Frauen, denen sie wohlgetan hat.

Die Arbeit mit Menschen tut auch Dijana Jech gut. Das war nicht immer so. Nach ihrer Schulzeit war das unvorstellbar für sie. Nach der Wende war sie 12 Jahre alt und wohnte mit ihren Eltern in einer mecklenburgischen Kleinstadt. In dieser Zeit durchlebte sie, wie so viele, gravierende Umwälzungen in ihrer Heimat. Nur das Elternhaus war ein Schutzraum, ansonsten fühlte sie sich in dieser Zeit haltlos und einsam. Es machte sie traurig, wie sich unter den geänderten Verhältnissen auch Menschen plötzlich veränderten. Mit Erschrecken spürte sie als 14-Jährige, dass sich überall Egoismus breitmachte. Jeder war sich plötzlich selbst der Nächste.

Weil Tiere für sie nicht unehrlich und hinterhältig waren, wollte sie Tierärztin werden. Doch durch die Zulassungsbeschränkung bekam sie keinen Studienplatz. Bei der Suche nach einer Alternative besann sie sich auf ihre Liebe zum Holz. Es hatte etwas Lebendiges für sie. Als Kind hatte sie Bilderrahmen aus Holz gebastelt und Igel und Engel geschnitzt. Ihr Urgroßvater war Tischler. Kennengelernt hatte sie ihn nie, aber ihr Vater meinte, dass sie sein Talent geerbt hätte. Mitte der 90er Jahre machte sie eine Ausbildung zum Holzmechaniker, schrieb danach unzählige Bewerbungen, stellte sich in Firmen vor und wurde nirgendwo eingestellt. „Vielleicht hat man mir diese Arbeit nicht zugetraut,“ sagt sie.

Mit 21 Jahren war sie eine zarte Frau, und das ist sie noch immer. Beim Arbeitsamt erfuhr sie von einem Programm, durch das junge Arbeitslose gefördert werden sollten. Von 1999 bis 2001 ließ sie sich zum Masseur und Bademeister ausbilden. Diese Ausbildung anzunehmen war nicht leicht, denn ihr fehlte die Nähe zu fremden Menschen. Doch der Wunsch, endlich eine Arbeit zu finden, war stärker. Während der Ausbildung bekam sie nicht nur das Gefühl, endlich beruflich Fuß gefasst zu haben, sondern auch viel Lob von ihren Lehrkräften. Die hatten ihr Potenzial für diesen Beruf erkannt und bedrängten sie, eine Weiterbildung zur Physiotherapeutin anzuschließen.

Eine gute Entscheidung für sie und all die Menschen, denen sie nun schon seit 20 Jahren helfen konnte. Die Fußreflexzonenmassage ist nur eine von den vielen Behandlungsmethoden, die sie praktiziert. Weil sie bestmöglich therapieren will, nimmt sie an Weiterbildungen teil und erweitert ständig ihr Wissen über alternative Heilmethoden. Für sie gibt es keine unüberwindbaren Gräben zwischen der Schul- und Alternativmedizin. Sie nutzt das Beste aus den beiden so unterschiedlichen Welten. Auch deshalb vertrauen sich viele Menschen ihren behutsam heilenden Händen an. Sie hat, wie es Hermann van Veen in einem seiner Lieder gesungen hat, ein „zärtliches Gefühl" für jeden Mann und jede Frau.

Die lange Zeit während der Corona- Pandemie hat sie als eine belastende Zeit für die Patienten und auch für sich selbst empfunden. Nun gibt es neue seelische Belastungen durch die ausgebrochenen Kriege. Es braucht viel Kraft, wenn man in einem verantwortungsvollen Beruf arbeitet. Die bekommt sie durch das Leben mit ihrer Tochter und ihrem Mann. Aber es gibt noch etwas, was zu ihrer Glückseligkeit beiträgt.

Ich gebe zu, dass ich wieder einem Vorurteil aufgesessen war. Als sie mir von ihrem Interesse an Musik erzählte, dachte ich bei dieser in sich ruhenden Frau eher an leise Töne. Das war ein Irrtum. Es fesseln sie die lauten Klanglandschaften bei Rockkonzerten der Band „Ayreon" oder „Solstafir". Diese Musik ist für sie in bestimmten Momenten genau das, was sie von ihrer Arbeit sagt. Sie ist die schönste Sache der Welt.

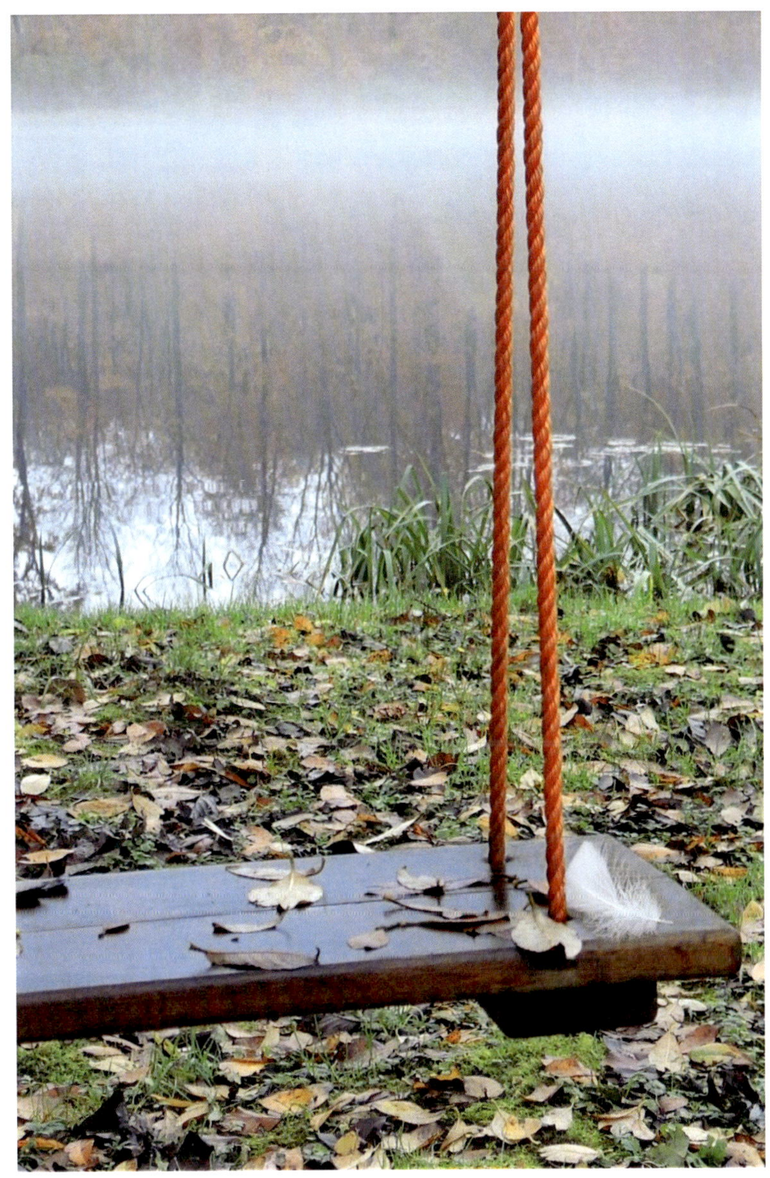

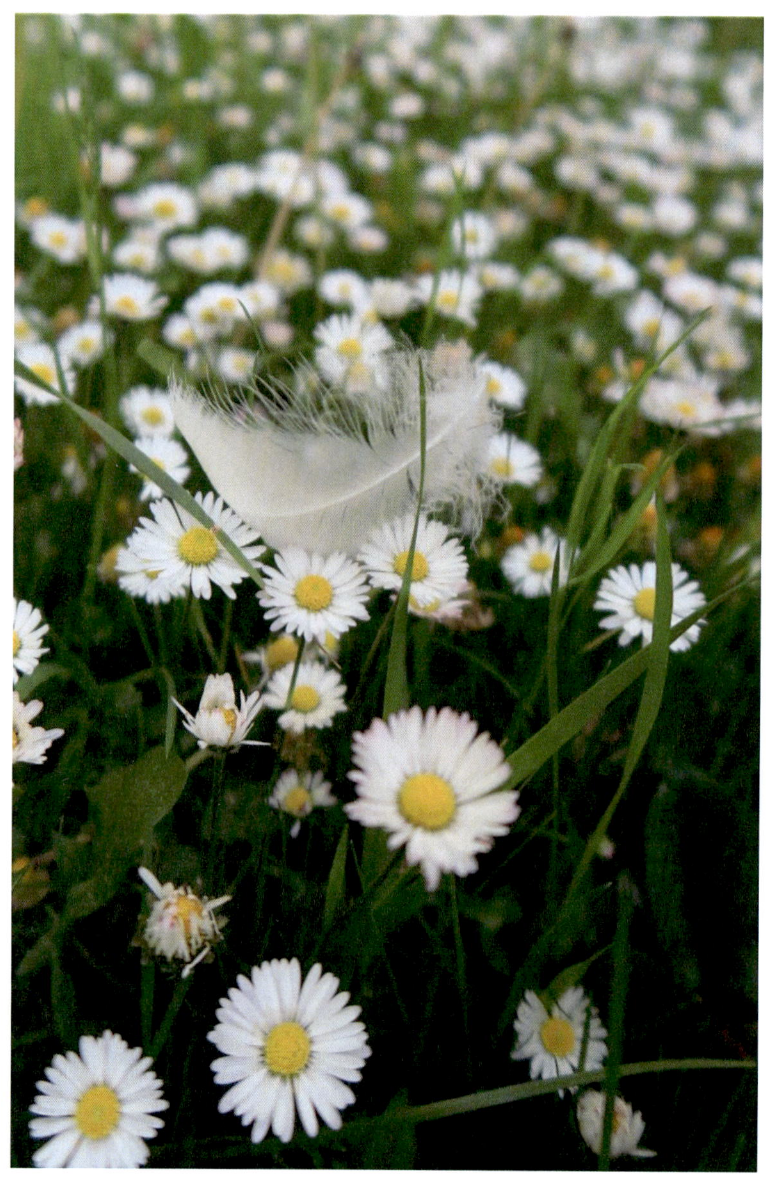

Der Einzige, der dich das ganze Leben begleitet, ist dein Körper. Gib ihm das Beste.
Bernhard Farac

Anna Seiffert – Ayurveda

Die Gesundheitsreise vor Ort

Vor 20 Jahren brach Anna Seiffert zu einer langen Reise auf. Von Mecklenburg ging es zuerst nach Norwegen, dann nach Thailand und von dort nach Sri Lanka. Je weiter Anna Seifert reiste, umso näher kam sie an ihren eigenen Kontinent heran. Nun kehrte sie mit viel Wissen und praktischen Erfahrungen über die indische Heilkunst Ayurveda nach Mecklenburg zurück. Von diesen mitgebrachten Schätzen sollen die Menschen in ihrer alten Heimat profitieren.

So mancher setzt Ayurveda immer noch mit Wellness gleich oder fühlt sich an die Zeit der Hippies erinnert. In den 60er Jahren pilgerten nicht nur die, sondern auch die Beatles nach Indien, um durch fernöstliche Spiritualität neue Energien zu finden. Paul McCartney soll sich durch eine Meditation „wie eine Feder über einem Heißluftrohr" gefühlt haben. Die Reise der Beatles nach Südasien trug viel zum Bekanntheitsgrad von Ayurveda bei.

Wörtlich übersetzt bedeutet Ayurveda „Wissen vom Leben" und wird von der Weltgesundheitsorganisation als medizinische Wissenschaft anerkannt. Es ist die älteste Heilkunst der Welt und eine ganzheitliche Behandlung, die Körper, Geist und Seele ins Gleichgewicht bringen soll. Nach der ayurvedischen Lehre wirken in jedem Körper drei dynamische Kräfte, die Doshas genannt werden. Wirken sie harmonisch, ist man gesund. Ayurvedische Behandlungen wollen ein gestörtes Zusammenwirken, was Krankheiten bewirkt, wieder ins Gleichgewicht bringen. Das setzt Fachkompetenz voraus.

Anna Seifert ist zertifizierte Ayurvedaexpertin nach europäischem Standard. Im Mai 2024 eröffnete sie ihre eigene Praxis. Menschen, die sich gestresst und energielos fühlen, möchte sie anregen, sich durch Ayurveda auf eine Gesundheitsreise zu begeben.

Von ihrem Weg zu dieser uralten Heilkunst erfahre ich viel im Gespräch mit Anna Seiffert. Vom Aussehen erinnert mich die 39jährige Frau an Frieda Kahlo in jungen Jahren. Ihre Figur gleicht der einer spanischen Tänzerin. Beim Sprechen tanzen die Hände von Anna Seiffert mit Anmut und Eleganz Flamenco. Ihre Finger öffnen sich wie die Blütenblätter einer Blume.

1985 wurde sie in der kleinen Stadt Teterow in Mecklenburg geboren. Damals sang der Michaelis Chor schon lange nicht mehr den Schlager „Reisen, reisen in die weite Ferne, wer hat das nicht gerne." In der DDR hätte das so mancher gerne getan, wenn ihm das erlaubt gewesen wäre. Auch Annas Mutter gehörte zu denen, die das Fernweh quälte.

„Sie hat es mir vererbt", sagt Anna. Deshalb ließ sie sich nach der Schulzeit 2001 als Hotelfachfrau ausbilden. Dieser Beruf ermöglichte ein weltweites Arbeiten. Anna ging nach Norwegen. Die Arbeit in einem Hotel gefiel ihr und wurde geschätzt. Schon bald war sie in der Hotelleitung tätig. 10 Jahre blieb sie in dem Land, in dem die Nordlichter funkeln. Sie verdiente das Dreifache wie in Deutschland, gab zwar das Doppelte wie in Deutschland aus, aber behielt am Ende in Norwegen immer noch Geld übrig. Wie viele Einheimische besaß sie ein kleines Motorboot und wohnte in einem winzigen Holzhaus. Im Dorfladen gab es alles, was man zum Leben brauchte. Sogar eine Poststelle und eine Apotheke waren dort untergebracht. Bezahlt wurde bargeldlos. So wie jeder im Ort verschloss auch sie ihre Haustür nicht. Kam sie aus der Dusche, saß da manchmal jemand in der Küche, der mit ihr Kaffee trinken wollte und den schon bei ihr zubereitet hatte. Anna Seifert besuchte keinen Kurs, um die Sprache zu erlernen. Sie lernte sie problemlos mit Hilfe von Filmen und Zeitungen. Es half auch, dass sie ohne Scheu norwegisch sprach, als sie es noch nicht perfekt konnte. Im hohen Norden begann der bitterkalte Winter früh und endete spät. Die Sonne versteckte sich lange Zeit rund um die Uhr hinter dem Horizont. Anna entfloh der Polarnacht, indem sie sich für einen Urlaub in Südostasien entschied. Sie wollte nicht in die Zentren der Touristen und reiste deshalb in die dicht bewaldeten Berge von Nordthailand. Hier gab es zahlreiche buddhistische Klöster. Anna kehrte in eins der Klöster für mehrere Wochen ein. Inspiriert dazu hatte sie der Film „Eat Pray Love" über eine Frau, die die Welt bereist, um sich selbst zu finden. „Eigentlich so eine Art Schmonzette", sagt Anna Seiffert, „aber fasziniert hat mich die Geschichte dennoch."

So wie Liz im Film meditierte nun auch Anna. Die Regeln im Kloster waren streng. Um vier Uhr in der Früh aufstehen, gemeinsam wurde im Garten oder in der Küche gearbeitet, um 11.30 Uhr gab es die letzte Mahlzeit. Das Handy durfte nur im Notfall benutzt werden. Ohne Radio, ohne Fernseher und mit

Meditation gewann Anna hier innere Ruhe und viele Einsichten. Ihre Mutter, der sie ein Foto von sich in einem Elefantenpark geschickt hatte, schrieb ihr: „So glücklich habe ich dich noch nie gesehen."

Nach mehreren Urlauben in Thailand entschloss sie sich 2014, in diesem Land zu leben. Sie fühlte sich mit ihm verbunden. Hier schöpfte sie Lebenskraft, nachdem ihr Verlobter, ein junger Mann aus Deutschland, nach einer Herzkrankheit plötzlich verstarb. Ihren Lebensunterhalt finanzierte sie durch ihre Arbeit in einem Sekretariat für eine deutsch-thailändische Firma. Doch in ihr war auch der Wunsch, wieder in ihrem Ausbildungsberuf tätig zu sein. Das wurde möglich, weil sie sich erneut auf den Weg machte.

Anna reiste nach Sri Lanka, dem Inselstaat im indischen Ozean. Dort wurde sie Angestellte in einem Ayurvedahotel. Die Gäste kamen aus Deutschland, Österreich und der Schweiz. Viele hatten erhebliche gesundheitliche Probleme. Durch Yoga, Meditation, Reinigung des Körpers und individuell angepasste Ernährung ging es den Menschen nach drei Wochen deutlich besser, was auch die persönlichen Testergebnisse bestätigten. Vier Jahre arbeitete Anna hier und erlebte, dass Bluthochdruck, Migräne, Schlaflosigkeit, Verdauungsbeschwerden, Nervosität, Rheuma, Ängste, Allergien, Nahrungsmittelintoleranzen ayurvedisch erfolgreich behandelt werden konnten.

Dass Ayurveda ein umfangreiches Therapiesystem ist, will Anna nun in ihrer Praxis in Mecklenburg vermitteln. Sie wählte als Arbeits- und Wohnort Güstrow, um als alleinerziehende Mutter flexibel tätig sein zu können. Viele Verwandte von ihr leben in unmittelbarer Nähe und unterstützen sie. Das bestärkte sie ebenfalls zu ihrem Entschluss, in die Selbständigkeit zu gehen. „Jetzt oder nie“, sagte sie sich.

Von ihrer langen Reise hat sie viele Fachkenntnisse über Ayurveda mit nach Hause gebracht. Angemietet hat sie eine Einraumwohnung in einem uralten Haus der Stadt, das nach der Wende eine Ruine war und erst vor einigen Jahren aufwendig und liebevoll saniert wurde.

„Der Raum hat eine gute Aura“, sagt Anna Seiffert. Nach einer Anamnese führt sie hier Gespräche, in denen es um Ernährungsberatung, Lebensstilempfehlungen und Stressbewältigung geht.

Eine Mitarbeiterin von ihr bietet Kopf-, Gesichts- und Körpermassagen an. Ich möchte hautnah erfahren, worüber ich schreibe und habe mich zu „Abyangha“ angemeldet. Das ist eine Ganzkörpermassage, die auch „Die große Einölung“ genannt wird.

Es duftete angenehm, als ich in den kleinen Raum kam. An den Wänden viele kleine Spiegel, die wie goldene Sonnen aussahen. Auf dem Boden Laternen, in denen Lichter brannten. Ich lag ausgezogen bei ruhiger, schöner Musik auf der Liege. 75 Minuten wurde ich von Kopf bis Fuß von einer jungen Frau massiert, die seit vielen Jahren ayurvedische Behandlungen ausführt. Die Bewegungen ihrer Hände waren fließend, mal mit mehr und mal mit weniger Druck, aber stets angenehm. Zur Massage wurden Öle aus indischen Wurzel- und Fruchtextrakten, Kuhmilch und Sesamöl verwendet. Ich erfuhr, das Sesamöl besonders tief in die Haut eindringt und sie sehr geschmeidig macht. Was war das Schönste bei dieser langen Massage für mich? Das sehr warme Öl auf der Haut zu spüren, fühlte sich ebenso fantastisch an wie die sanften Streichbewegungen der Hände über einen langen Zeitraum. Meine Haut saugte die Öle gierig auf. Noch Tage danach fühlte sie sich weicher als sonst an. Vielleicht hat diese Königsdisziplin der ayurvedischen Massagen mich nicht nur glücklich gemacht und tief entspannt, sondern auch eine Blockade gelöst. Am Abend schrieb ich nach langer Zeit endlich wieder ein Gedicht. Das konnte ich schon lange nicht mehr.

„Abyangha“ hat mir gutgetan. Doch die Angebotspalette an ayurvedischen Behandlungen von Anna Seiffert ist viel umfangreicher, denn sie will Menschen aus Mecklenburg auf eine Gesundheitsreise vor Ort begleiten. Der Philosoph Arthur Schopenhauer, dem buddhistisches Gedankengut vertraut war, nennt uns einen guten Grund zum Antritt für so eine Reise. Er sagte: „Gesundheit ist zwar nicht alles, aber ohne Gesundheit ist alles nichts.“

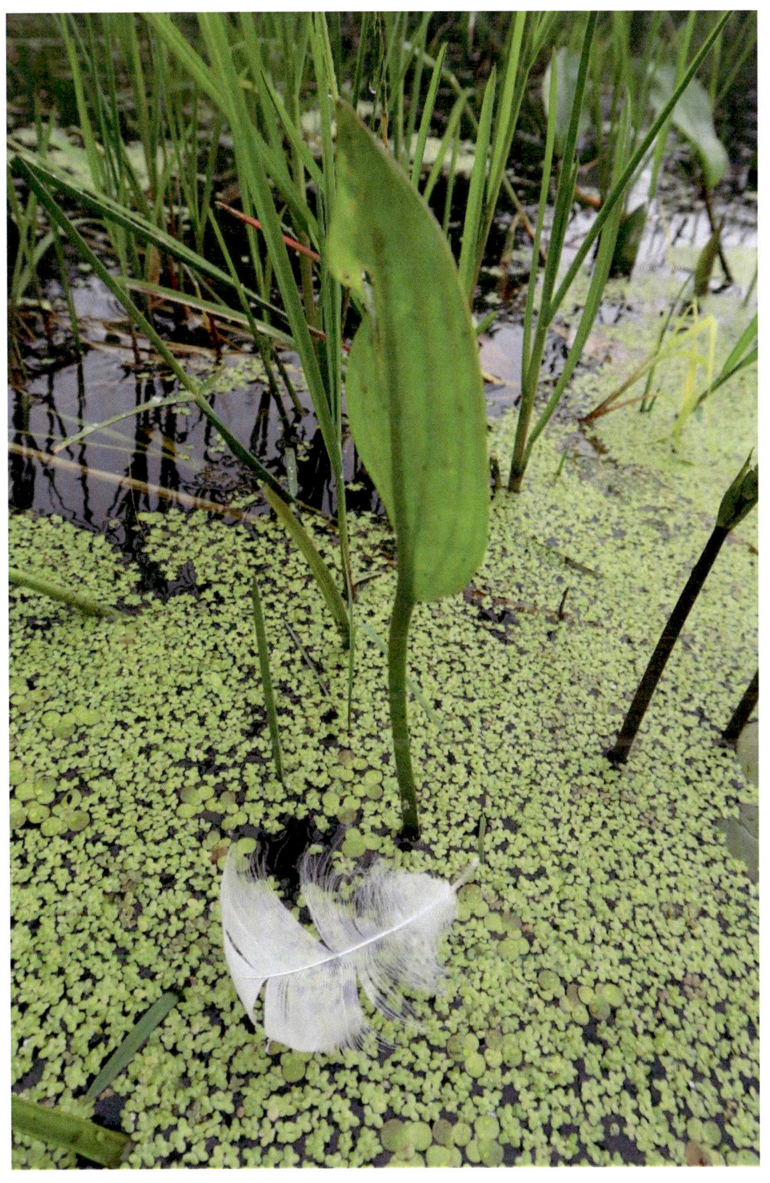

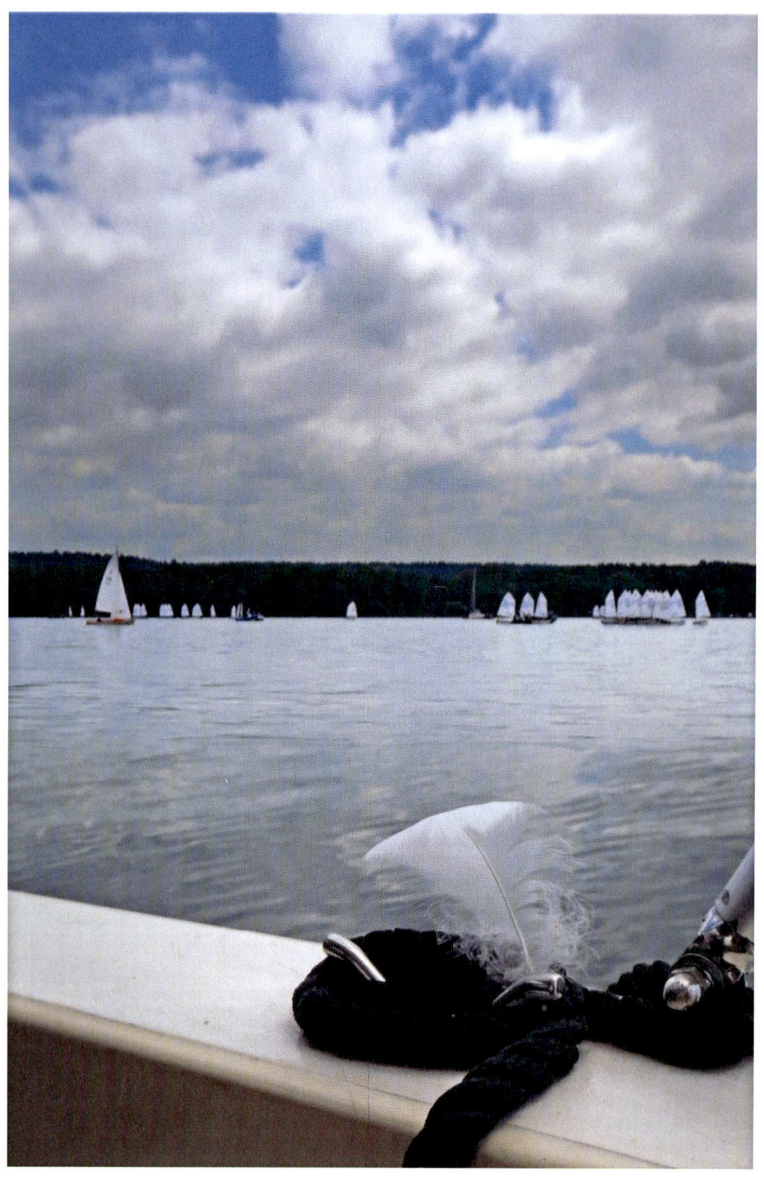

Es gibt nur zwei Weisen die Welt zu
betrachten: Entweder man glaubt,
dass nichts auf der Welt ein Wunder sei,
oder aber, dass es nichts als Wunder gibt.
Albert Einstein

Cirsten-Cathrin Thomsen – Kinesiologie

Der Körper weiß, was für ihn gut ist

Ich gehe regelmäßig, aber nie angstfrei, zu meiner Zahnärztin. Einmal empfahl sie mir einen Test, um herauszufinden, ob ich einen bestimmten Kleber vertrage. Ich nickte, obwohl ich es eigenartig fand, dass sie das mit Hilfe der Muskelkraft meines Armes herausfinden wollte. An Einzelheiten erinnere ich mich nicht mehr. Aber ich weiß noch, dass meine Zahnärztin sagte: „Durch Kinesiologie ist das möglich." Davon hatte ich noch nie etwas gehört. Fragen dazu stellte ich nicht, da meine Redseligkeit im zahnärztlichen Behandlungszimmer immer versiegt.

Jetzt wollte ich endlich mehr erfahren über Kinesiologie. Es ist ein relativ junges, alternatives Heilverfahren. Im Mittelpunkt steht ein Muskeltest, der aufdecken soll, was den Körper belastet oder unterstützt.

Auf meiner Suche nach jemandem, der langjährige Erfahrungen mit kinesiologischer Behandlung besitzt, fand ich Cirsten-Cathrin Thomsen. Sie ist Fachärztin für Allgemeinmedizin und eröffnete 2001 ihre Praxis in Güstrow. Zu den zahlreichen von ihr praktizierten Behandlungsmethoden gehört die Kinesiologie.

„Eine geniale Möglichkeit, um schmerzhafte Blockaden im Körper zu finden und zu lösen“, sagt sie, „denn gesundheitliche Blockaden manifestieren sich als Schwäche bestimmter Muskelgruppen.“

Als ich Cirsten-Cathrin Thomsen, die 1962 in Greifswald geboren wurde, nach ihrem Weg zur Medizin frage, erzählt sie, dass sie schon in der 7. Klasse Ärztin werden wollte. Dieser Beruf war ihr von den Freunden der Eltern vertraut. Ihre Mutter, eine medizinisch-technische Assistentin, hatte ihn sich nicht zugetraut und das später sehr bereut. Cirsten-Cathrin Thomsen studierte mit Leidenschaft an der Universität in Rostock Medizin. Doch schon während ihrer Facharztausbildung interessierte sie auch die Naturheilkunde. „Ich bin ein Mensch, der schon immer gern über den Tellerrand hinausgeblickt hat“, sagt sie, „und deshalb wollte ich einfach mehr darüber wissen, was außerhalb der etablierten Medizin praktiziert wurde.“

Damals war es eine Entscheidung aus dem Gefühl heraus. Albert Einstein hat einmal treffend formuliert, warum wir das nicht unterbinden sollen. Er sagte: „Der intuitive Geist ist ein wertvolles Geschenk und der rationale Verstand ein treuer Diener. Wir haben eine Gesellschaft erschaffen, die den Diener ehrt und das Geschenk vergessen hat.“

Anfang der 90er Jahre kam Cirsten-Cathrin Thomsen zum ersten Mal mit alternativen Heilmethoden in Berührung. Sie nahm in Freudenstadt im Schwarzwald an einem Kongress über Naturheilverfahren teil. Was sie dort erlebte, beeindruckte sie enorm und wurde zum Schlüsselerlebnis für ihren weiteren beruflichen Weg. Sie erzählt, dass auf dem Kongress ein Patient vorgestellt wurde, der schon lange starke Bewegungseinschränkungen in der Schulter hatte und seinen Arm kaum mehr bewegen konnte. Ein Arzt aus China machte bei dem Mann eine Ohrakkupunktur. Bereits nach 2 Minuten konnte der Arm wieder über 90 Grad angehoben werden. Gezeigt wurde auf dem Kongress auch das Röntgenbild von einer Patientin, die noch nicht einmal dreißig Jahre alt war und wegen eines Hüftverschleißes bereits eine künstliche Hüfte erhalten hatte. Ein Arzt aus Hamburg, der sich auf Neuraltherapie spezialisiert hatte, behandelte sie. In der Neuraltherapie wird bei chronischen oder akuten Erkrankungen ein Lokalanästhetikum gespritzt, um über das vegetative Nervensystem die körpereigenen Heilungskräfte anzuregen. Die Zähne der Patientin wurden zuvor genauer untersucht und dann zahnärztlich saniert. Der Arzt unterspritzte danach die Zähne, welche eine Verbindung zum Hüftgelenk haben. Das nach einigen Monaten erneut angefertigte Röntgenbild zeigte, dass der jungen Frau eine neue Hüfte erspart bleiben konnte.

„Was ich auf diesem Kongress erlebt habe, war faszinierend", sagt Cirsten-Cathrin Thomsen. Sie entschloss sich deshalb, nach der Facharztausbildung in einer Rehaklinik in Waldeck zu arbeiten, weil dort eine Ärztin die Ausbildungsermächtigung für Naturheilverfahren hatte. Dass Cirsten-Cathrin Thomsen fünf Jahre in der Klinik in Waldeck arbeitete, lag daran, dass immer wieder Ärzte fehlten und neue Stationen eröffnet wurden. Die Arbeit, bei der sie auch Komapatienten betreute, war nicht leicht. Dennoch beendete sie in dieser Zeit ihre Zusatzausbildung in Naturheilverfahren.

Privat gab es 1999 durch den Tod ihres Mannes einen großen Einschnitt in ihrem Leben. Die gemeinsame Tochter war damals neun Jahre alt. Es brauchte seine Zeit, um den Schicksalsschlag zu verkraften. Sie dachte viel über ihr weiteres Leben nach.

Ein Freund bestärkte sie, sich als Privatärztin in Güstrow selbständig zu machen, weil das schon längere Zeit ihr beruflicher Traum war. Als sie vor 23 Jahren ihre Praxis eröffnete, wollte sie sowohl möglichst viele alternative Behandlungsmethoden zur Schulmedizin anbieten. Darin sieht sie eine optimale Versorgung von Patienten.

Nach intensivem Studium und Weiterbildungskursen nahm sie in ihr umfangreiches Leistungsangebot auch die Kinesiologie auf.

Zum Muskeltest erfahre ich von ihr, dass ein normal reagierender Muskel bei körperunterstützenden Substanzen, Manipulationen der Knochen oder Emotionen stark bleibt, bei schwächenden sinkt der Muskel ab.

„Der Körper lügt nicht", sagt Cirsten-Cathrin Thomsen. Sie sucht dann nach den Auslösern und anschließend nach medizinischen Möglichkeiten, den Muskel zu stärken.

Cirsten-Cathrin Thomsen erzählt von einem Patienten, der mit Kniegelenkschmerzen in ihre Praxis kam. Die ihn behandelnden Ärzte konnten keine Ursache finden. Im Vorgespräch erfuhr sie von dem Mann, dass er vor Jahren einen Unfall hatte. Er erzählte, dass er, abgesehen von Prellungen, glimpflich davongekommen war. Sie ließ sich den Unfall genauer beschreiben. Als sie Halswirbelsäule und Kniegelenk berührte, stellte sie durch den Muskeltest fest, dass das lange zurückliegende Halswirbelsäulentrauma die Ursache für die Knieschmerzen war. Bei einem Patienten, der jahrelang Rückenschmerzen hatte, und wie es dann so oft heißt, als austherapiert galt, fand sie durch den Muskeltest heraus, dass seine Blinddarmnarbe Ursache für die Schmerzen war. Sie unterspritzte sie zweimal und der Patient war beschwerdefrei. Durch die Kinesiologie kann sie bei Patienten zum Beispiel herausfinden, auf welche Art von Pollen oder auf welche Nahrungsmittel sie allergisch reagieren. Dazu werden den Patienten Testampullen auf den Bauch gelegt oder Nahrungsmittel werden auf die Zunge gegeben. Die Muskelreaktion zeigt die Verträglichkeit oder Unverträglichkeit an. Vielen Menschen, die sich ausgelaugt und völlig entkräftet fühlten, und bei denen weder Hausarzt noch Spezialisten eine Ursache für die Beschwerden fanden, konnte sie helfen und auch chronisch Kranken, die neben den üblichen Therapien nach anderen alternativen Heilmethoden suchten.

In ihrer Praxis erlebt Cirsten-Cathrin Thomsen immer wieder die erstaunlichen Effekte der Alternativmedizin. Ihr Anliegen ist es nicht, das Symptom einer Krankheit zu behandeln, sondern Ursachen zu finden. „Bei Patienten mit gleichem Krankheitsbild können die Auslöser dafür ganz unterschiedlicher Art sein", sagt sie. Die Kinesiologie ist für sie ein Naturheilverfahren, das Möglichkeiten aufzeigt, um blockierte Selbstheilungsprozesse wieder in Gang zu setzen. Für sie ist es eine natürliche Heilkraft, die im Innern eines jeden Menschen steckt.

Ihre Behandlungen erfordern viel Zeit, weil sie umfangreiche Gespräche mit den Patienten führt und ihnen zuhört. Weil sie sich diese Zeit für die privatversicherten Patienten und

Selbstzahlenden nimmt, ist die Anzahl ihrer Patienten im Vergleich zu Kassenärzten deutlich geringer, ihre Arbeitszeit jedoch nicht.

Dennoch wirkt Cirsten-Cathrin Thomsen entspannt. Mit ihr zu sprechen ist angenehm. Sie besitzt die Tugend der Freundlichkeit und hat ein warmherziges Lächeln. Auch ihre Enkelkinder genießen es, dass sie eine heitere und glückliche Oma haben, die sich trotz ihrer Berufstätigkeit viel Zeit für sie nimmt.

Bei der Arbeit sieht man Cirsten-Cathrin Thomsen nur selten im weißen Kittel. Wenn sie Kinder behandelt, trägt sie ihn nie. Sie will die Kleinen nicht verschrecken, sondern allen, die zu ihr kommen, Gutes tun. Damit es ihr selber auch gut geht, meditiert sie. Goethe hat sicherlich nicht übertrieben, als er sagte, dass Meditation uns mit dem in Berührung bringt, was die Welt im Innersten zusammenhält.

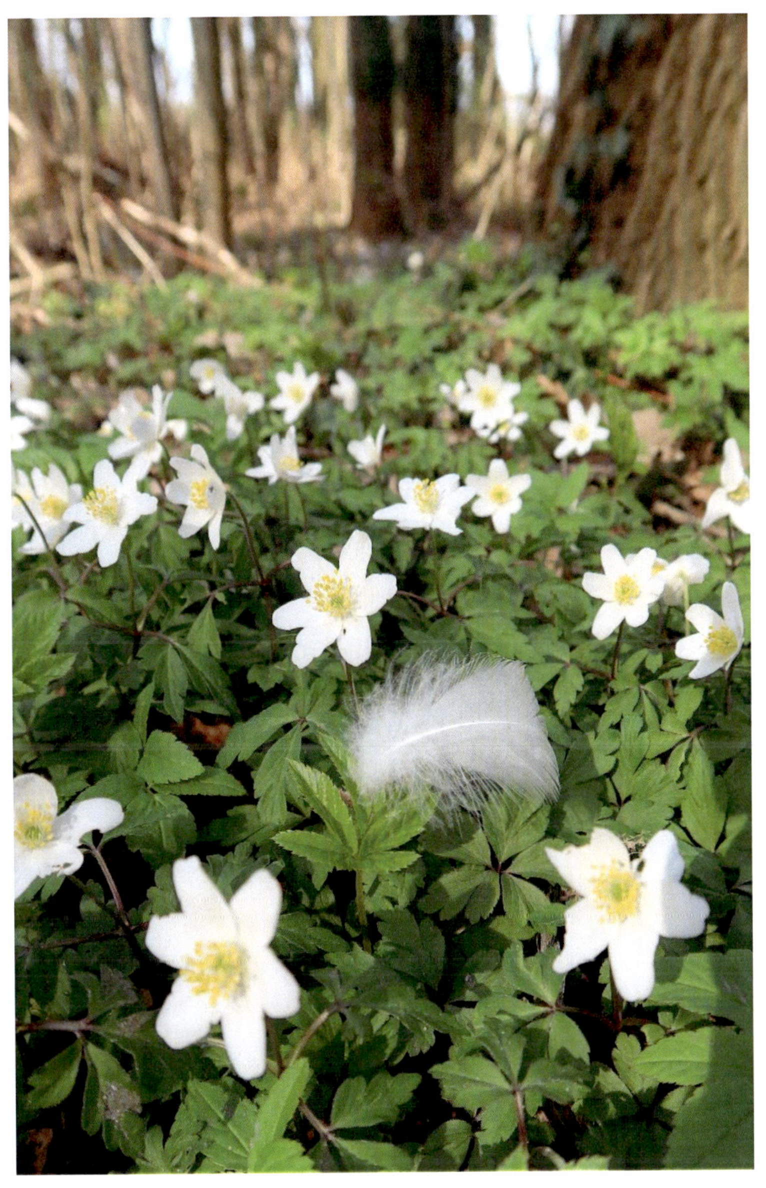

Was ich nicht weiß, macht mich heiß

Deshalb war ich brennend daran interessiert, etwas über Menschen zu erfahren, die auf besondere Weise heilen können. Die letzten Zeilen in diesem Buch lauten nicht:

„Bleiben Sie gesund",

weil ich nicht weiß, ob Sie es sind. Aber ich hoffe, dass meine Entdeckungsreise neue Wege aufzeigt, die helfen, gesund zu bleiben oder es zu werden.

Menschen, die Ihnen dabei helfen, werden Sie garantiert auch in Ihrem Umfeld finden. Bitte gehen Sie dann wie bei der Eheschließung vor. Prüfen Sie, bevor Sie sich binden.

Ich wünsche Ihnen, dass Sie auf fachkompetente, feinfühlige und engagierte Menschen treffen, damit Sie sich in guten Händen fühlen.

Und zum Abschied heißt es nun:

MACHEN SIE ES GUT

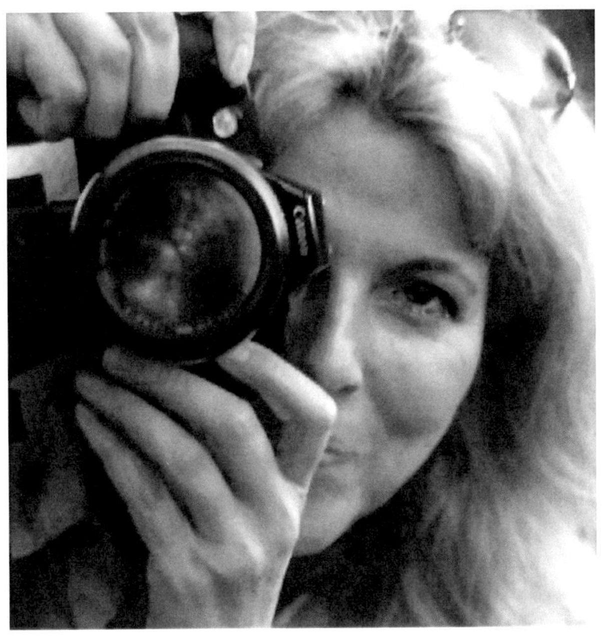

Monika Hildebrandt ist ausgebildete Grafikdesignerin und Mediengestalterin. Seit 1981 beschäftigt sie sich mit der Fotografie. Bevorzugte Themen von ihr sind Porträt- und Street-Fotografie, vorwiegend in Schwarzweiß. Seit 1995 nimmt sie an Einzel- und Gruppenausstellungen teil, sie illustrierte einen Erzählungsband und bietet seit 2004 Projektarbeiten und Kurse an.

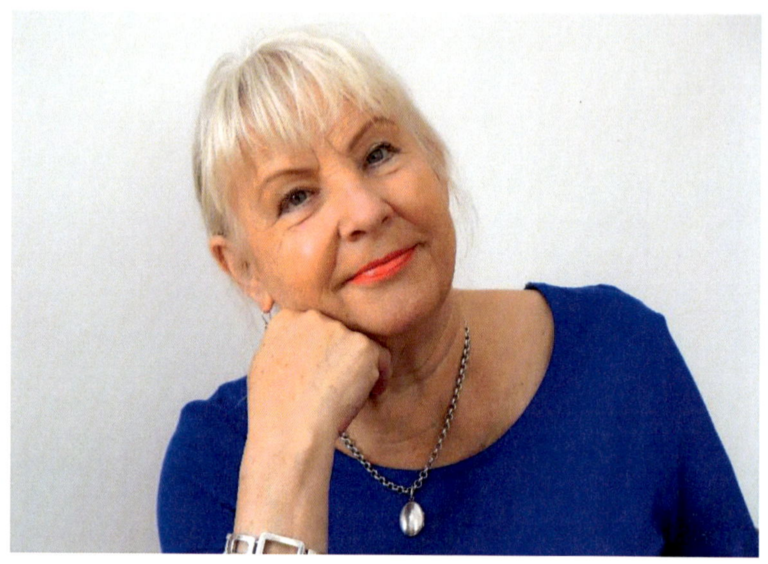

Ditte Clemens studierte an der Pädagogischen Hochschule Güstrow, promovierte und lehrte im Fach Mathematik. Nach der Schließung der Hochschule 1992 ist sie als Schriftstellerin und Journalistin tätig. Von ihr wurden bisher Biographien, Erzählungen, Kinderbücher, Kurzgeschichten, Kolumnen, Porträts und ein Roman veröffentlicht.

Weitere Informationen über die Autorin unter
www.ditte-clemens.de

Im Buchhandel erhältliche Bücher von Ditte Clemens

Roman „Der zweite Tag“

Biografie über Liselotte Herrmann „Schweigen über Lilo“

Biografie „Marga Böhmer - Barlachs Lebensgefährtin“

Porträtsammlung „Von mir wird etwas bleiben“

Erzählungen „Nirgendwo ist der Himmel so offen“

Erzählungen „Die Frau im Schrank“

Witzige Wortakrobatik „Darf der Dackel das?“

Weihnachtsgeschichten „Vorfreude ohne Freude“

Jugendweihebuch „Bloß nicht stolpern“

Kolumnen 6 Bände „Wundersames Leben“

Kolumnen „Mann oh Mann“

Kinderbuch „Sim, Sala und Bim“

Kinderbuch „Keine Angst vor Marla Madensack“

Kinderbuch „Ratzbatz- alle Zahlen weg“

Kinderbuch „Börni Bullerjahn- der größte Andersmacher“